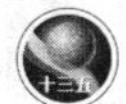

国家卫生和计划生育委员会"十三五"规划教材
全国高等学校配套教材
供本科护理学类专业用

新编护理学基础实训与实习指导

主　编　叶旭春　吴　菁

副主编　罗晨玲　邓　娟

编　者　（以姓氏笔画为序）

邓　娟（第二军医大学护理学院）
叶旭春（第二军医大学护理学院）
史淑杰（哈尔滨医科大学护理学院）
庄淑梅（天津医科大学护理学院）
李玉红（安徽医科大学护理学院）
吴　菁（第二军医大学护理学院）
张迎霞（大连大学护理学院）
陈明霞（南京医科大学护理学院）
林　婷（福建医科大学护理学院）
罗晨玲（南方医科大学护理学院）
岳立萍（上海杉达学院国际医学技术学院）
赵燕利（郑州大学护理学院）
洪芳芳（桂林医学院护理学院）
皋文君（第二军医大学护理学院）
崔　静（第二军医大学护理学院）

人民卫生出版社

图书在版编目（CIP）数据

新编护理学基础实训与实习指导 / 叶旭春，吴菁主编 .—北京：人民卫生出版社，2018
ISBN 978-7-117-27884-3

Ⅰ. ①新… Ⅱ. ①叶…②吴… Ⅲ. ①护理学 – 高等学校 – 教学参考资料 Ⅳ. ①R47

中国版本图书馆 CIP 数据核字（2018）第 295908 号

新编护理学基础实训与实习指导

主　　编：叶旭春　吴　菁
出版发行：人民卫生出版社（中继线 010-59780011）
地　　址：北京市朝阳区潘家园南里 19 号
邮　　编：100021
E - mail：pmph @ pmph.com
购书热线：010-59787592　010-59787584　010-65264830
印　　刷：河北新华第一印刷有限责任公司
经　　销：新华书店
开　　本：850 × 1168　1/16　　印张：16
字　　数：462 千字
版　　次：2019 年 1 月第 1 版　2019 年 1 月第 1 版第 1 次印刷
标准书号：ISBN 978-7-117-27884-3
定　　价：38.00 元

前　言

本书是《新编护理学基础》(第 3 版)的配套教材。本书在上版《新编护理学基础实习指导》的基础上修订而成。上版教材 4 个部分调整为 7 个部分,分别是:护理学基础理论实习、护理学基础技术实习、常用护理学基础技术考核评分标准、PBL 学习、综合模拟情境学习、标准化病人综合技能训练与考核以及阶段医院学习。其主要内容和特点是:

1. 构建理论实习体系　突破传统的护理学基础理论教学一般不设实习的惯例,为体现主教材《新编护理学基础》导论和基础护理部分合并编写,为学生提供理论联系实际范例的主旨,本教材结合现有教学实践经验,设计了护理学基础课程理论教学(护理学总论)部分的实习设计,从实习目的、实习方法、实施要求和建议、练习题、自我评价与反思 5 个方面构建了 12 项各理论章节的实习。其中,"实习目的"是对理论实习目标的具体说明;"实习方法"和"实施要求和建议"是对理论实习的组织实施的说明;"练习题"是对重点知识的检测,以选择题为主,在附录中附有参考答案;"自我评价与反思"是以问题的形式,启发学生对本章所学内容进行整体的反思,重点是对学习内容与方法、职业情感、人文关怀等的思考,以此来突出体现护理学基础理论和实践的紧密结合。本书修订了部分理论实习的名称及内容,并新增了"循证护理"理论实习。

2. 优化技术实习设计　技术实习是护理学基础课程实习的传统重点,也是夯实护生基础护理技能的传统保障。本教材在汲取传统技术训练的规范、细致等长处的同时,大量参照近几年我国相关部门颁布的各类管理规定、实践规范等,并在考察临床实践的基础上,从实习目的、实习方法、实施要求与建议、实习用物、操作流程与方法、练习题、自我评价与反思 7 个方面对 35 项基础护理技术实习进行了优化设计,以夯实护理技能训练的基础。本教材依然保持了上版教材的特点,主要体现在:一是强化结合临床情境进行护理实习设计,即在"实习方法"中提供了相应的临床模拟情境,一方面增加学生对未来工作情境的了解,另一方面也便于学生在实习中结合情境开展护患沟通练习。二是突出护理安全意识培训,保持上版增设的护理安全相关实习内容,并在其他相关实习训练中强化患者安全和护士职业防护的相关设计。三是丰富配套作业记录附件,即为方便学生完成医疗护理文件记录等相关练习,在附录中修订更新了与主教材配套的作业练习范例,以及学生练习需要的空白练习单,以供学生课内或课后练习使用。

3. 强调能力导向考核　本书还提供了 27 项常用护理学基础技术考核评分标准,围绕"以患者为中心"理念,修订基础护理技术操作考核评分标准,突出 4 个强调以体现基础护理技术培训与能力培养并重。一是强调护患沟通能力,即结合临床模拟情境进行护患沟通能力训练,并在考核评分标准中设计"护患沟通"评价指标。二是强调人文关怀意识,即在效果评价中突出了对患者感受、患者舒适度等整体实施效果的评价,淡化了对操作时间和步骤顺序的要求。三是强调患者安全保障,即在操作中强化对身份核查、安全举措的步骤要求,并将操作实践中可能出现的危及患者安全的重要操作错误,直接判为操作考试“不及格”，以突出对患者安全保障的重视，培养师生重视患者安全的意识。四是强调评判性思维和决策能力的培养，即将传统的相关理论问题提问设为“理论实践联系”环节，通过对操作相关的临床情境处置的提问，培养学生的评判性思维意识和临床决策能力。

4. 创新教学改革实践　此部分为本书的新增内容，主要包括 PBL 学习、综合模拟情境学习、标准化病人综合技能训练与考核等。传统基础护理教学注重单项护理技能的培训，但疏于多项技术综合运用、技术理论相结合的培训。然而，临床实践中患者需要及临床问题的解决通常都需要综合性知识和技术的运用，为此，本书新增几种创新教学改革实践活动，以培养学生在面临临床复杂情境时，综合运用多种技术、多个知识点评判性分析患者需要并解决临床问题的能力。PBL 教学主要引导学生通过对临床实践情境的讨论，发现学习问题并组织自学，最后讨论交流学习收获，解决临床问题并满足患者需要，有效锻炼学生的知识综合运用能力、自主学习能力、合作交流能力等。综合模拟情境学习通过对临床案例动态情境的深入分析和讨论，培养学生知识综合运用能力、评判性分析和临床决策能力。标准化病人综合技能训练与考核通过引入标准化病人，培养学生在实际临床情境中的理论实践相结合、人文关怀、安全护理、护患沟通等能力。

5. 规范临床学习培训　临床学习是护理学基础课程实习的一种重要形式，尽管各院校临床学习方式不一，但目的都在于促进护生基础护理知识运用和技能训练。本教材主要针对授课期间集中临床学习的教学组织形式，从临床学习总目标、临床学习实施方法、临床学习内容和具体目标、临床学习记录和评价 4 个方面，对临床学习的组织实施和内容要求进行了规范，并提供了有关的记录和评价表格，以期为规范临床学习提供参考。

本书由来自全国 11 所院校及医院的护理同仁们精诚协作完成，她们长期致力于教学一线，有着丰富的教学经验，并融汇了各院校的教学特色做法，以期为广大护理教师教学实施、护理专业学生课程学习及临床护士岗位技能培训提供借鉴和帮助。

本书编写过程中得到海军军医大学（原第二军医大学）护理学院及附属长海医院护理部、长征医院护理部、东方肝胆外科医院护理部各位领导的支持、关怀，在此表示衷心的感谢！

由于水平有限、时间仓促，书中难免会有一些疏漏之处，恳请读者批评指正。

叶旭春　吴　菁

2018 年 6 月

目　录

第一部分　护理学基础理论实习

第二部分　护理学基础技术实习

第三部分 常用护理学基础技术考核评分标准

第四部分 PBL学习

第五部分 综合模拟情境学习

第六部分 标准化病人综合技能训练与考核

第七部分 阶段医院学习

附　录

第一部分

护理学基础理论实习

1 实习 1 护理学发展史

一、实 习 目 的

1. 了解南丁格尔等护理前辈对护理事业的贡献。
2. 了解我国南丁格尔奖章获得者的先进事迹。
3. 熟悉南丁格尔在创立现代护理学历程中的主要事迹。
4. 理解护理学发展与人类健康的关系。
5. 初步培养学生的专业信息意识,锻炼学生的专业文献检索能力。

二、实 习 方 法

1. 录像观看及讨论
(1) 录像观看
1)《南丁格尔》
2)《圣洁的雁帽》
(2) 讨论
1) 南丁格尔对现代护理学发展的主要贡献有哪些?
2) 护理学发展与人类健康的关系。
2. 文献资料检索
(1) 查阅描述南丁格尔事迹的文献至少 5 篇。
(2) 查阅记录和描述国内外护理发展历史的文献至少 5 篇。
(3) 查阅我国南丁格尔奖章获得者及其先进事迹至少 5 人。

三、实施要求与建议

1. 录像观看和讨论可在《绪论》课前(或课中)组织学生观看和讨论。

2. 文献资料检索安排在《绪论》课后作为学生课外作业,要求学生独立或 2~3 人一组完成,并详细记录所查阅文献的方法和出处,学生需将所查阅文献及其出处一并上交。

四、练 习 题

1. 名词解释
护理

2. 南丁格尔创建的世界上第一所正式护士学校是在________（单选题）

A. 1858 年　B. 1865 年　C. 1860 年　D. 1836 年　E. 1856 年

3. 中国护理界的群众性学术团体最早名为________（单选题）

A. 中华护士会　B. 中国护士会　C. 中华护士学会

D. 中华护理学会　E. 中国护理学会

4. 我国的第一所护士学校开办于________（单选题）

A. 1907 年　B. 1865 年　C. 1860 年

D. 1900 年　E. 1888 年

5. 南丁格尔就读的护士学校是________（单选题）

A. 圣托马斯医院护士学校　B. 凯塞维尔斯护士学校

C. 克里米亚护士学校　D. 沙弗诺城护士学校

E. 佛罗伦萨护士学校

6. 第一位在中国开办护士学校的是________（单选题）

A. Nightingale F　B. Fenwick EB　C. Johnson E

D. Makechnie EM　E. Engle GL

7. 南丁格尔对护理事业的贡献有________（多选题）

A. 创立了世界上第一所正式的护士学校

B. 带领护士队伍在克里米亚战争中作出了突出贡献

C. 促进了军队护理事业的发展

D. 设立了南丁格尔奖章

E. 撰写了第一部护理专著《护理札记》

五、自我评价与反思

1. 通过本次课学习，你对护理事业的发展有了哪些认识？
2. 通过对南丁格尔及其对护理学贡献的学习，你是怎么理解护理的？
3. 通过学习我国南丁格尔奖章获得者的先进事迹，对你有何启示？
4. 你认为怎样才能学好本课程？

2

实习 2
健康、疾病和保健

一、实 习 目 的

1. 理解“健康”的定义及影响因素。
2. 理解健康和疾病的辩证关系。
3. 了解健康教育的基本程序。

二、实 习 方 法

1. 小组讨论法　以小组(3~5 人 / 组)为单位,查阅相关文献资料,辨析讨论对不同“健康”定义和健康观的理解,思考健康信念与行为的影响因素,领会健康与疾病的辩证关系,并用示意图形式描述对两者关系的理解。

辨析讨论题:

(1) 健康是身体健全、强壮,没有疾病,能胜任工作。

(2) 健康是人体自身及其与环境之间平衡与协调的状态。

(3) 健康是身体、精神或灵性处于一种完好的状态。

(4) 健康是指个人有效地扮演其社会角色的最佳能力状态。

2. 小组作业法　以小组(3~5 人 / 组)为单位,以“吸烟有害健康”为主题(也可学生自拟主题),完成住院患者健康教育计划一份。

三、实施要求与建议

1. 小组讨论作业以课前学习形式组织实施。课前教师将学生分成若干小组,布置学习任务并说明要求,学生以小组形式进行课前学习和讨论,并进行课前学习记录,形成讨论报告;课堂上,教师根据教学内容进度,安排小组代表汇报其合作学习的成果。其他组的学生可对小组报告提问质疑,但须控制讨论的时间。学生完成报告和课堂质疑后,教师要及时给予反馈和总结。

2. 健康教育小组作业在课后实施。教师将学生分组后,要求学生按照健康教育计划制定的程序完成相应的健康教育计划,教师修改后可在组间交流。

四、练 习 题

1. 名词解释

健康　疾病　疾病预防　健康促进　健康教育

2. 病例筛检是________（单选题）

A. 一级预防　　B. 初级保健预防　　C. 病因预防

D. 发病学预防　　E. 三级预防

3. 某人感到自己生病了，是________（单选题）

A. 疾病　　B. 疾病状态　　C. 患病

D. 疾病行为　　E. 不健康

4. “个体是否采纳预防性健康行为取决于感知到行为的益处是否大于行为的障碍”是哪一健康模式的观点________（单选题）

A. 健康促进模式　　B. 整体健康模式　　C. 健康信念模式

D. 健康 - 疾病连续体模式　　E. 生态平衡健康模式

5. 影响健康的因素有________（多选题）

A. 生物因素　　B. 环境因素　　C. 心理因素

D. 生活方式　　E. 社会因素

6. 目前威胁我国人民健康和生命的主要疾病是________（多选题）

A. 恶性肿瘤　　B. 传染病　　C. 心、脑血管疾病

D. 呼吸系统疾病　　E. 寄生虫病

五、自我评价与反思

1. 通过本次课学习，你认为什么是健康？

2. 你认为护士在人类健康促进中可起到什么作用？

实习3
卫生保健服务体系

一、实 习 目 的

1. 了解我国城乡卫生保健服务体系的结构和功能。

2. 了解我国医院的分级管理制度。

3. 熟悉医院门诊、急诊、病区及社区卫生服务中心的设置特点和护理工作内容。

4. 初步锻炼学生小组学习和团队合作能力。

二、实 习 方 法

1. 文献资料学习法　以小组为单位查阅我国对医院管理、城乡卫生保健体系建设的相关管理文件1~2份,并注明出处。

2. 实地调研考察法　将学生分成若干小组,课前以小组为单位对某医院或社区卫生服务机构进行实地考察,每组完成下列其中一项调研任务(共5项),每组选出1名代表在课堂上就每组调研问题汇报5~10分钟,组内其他同学补充,提问讨论5分钟。

(1) 画出该医院整体结构布局图。

调研问题:

1) 简要说明该医院各主要功能单位的建筑名称及功能。

2) 举例说明医院设置科学性体现在哪里?

3) 该医院有哪些方便患者的措施?

(2) 画出该院门诊部某楼层(含大厅)的功能区示意图。

调研问题:

1) 简要说明各主要功能区的名称及功能。

2) 哪些功能部门有护士在工作? 其主要工作内容有哪些?

3) 该门诊部有哪些方便患者的设施?

(3) 画出该院急诊部某楼层(含大厅)的功能区示意图。

调研问题:

1) 要说明各主要功能区的名称及功能。

2) 哪些功能部门有护士在工作? 其主要工作内容有哪些?

3) 该急诊部有哪些方便患者的设施?

(4) 画出该院住院楼某病区的功能区示意图。

调研问题：

1）说明各主要功能区的名称及功能。

2）病区护士主要做哪些工作？

3）该病区有哪些方便患者的设施？

（5）画出某社区卫生服务中心的功能区示意图。

1）说明该中心主要功能区的名称及其功能。

2）社区卫生服务中心护士在各功能区主要做哪些工作？

3）该中心有哪些方便患者的设施？

三、实施要求与建议

1. 实地调研考察可安排在《卫生保健服务体系》课前课余时间进行（或作为大学生社会实践活动的内容之一），课堂上就调研问题进行汇报，教师组织同学们讨论并根据学生汇报情况进行补充。

2. 文献资料检索安排在《卫生保健服务体系》课前预习或课后作为学生课外作业，学生以3~4人一组进行文献资料检索，并详细记录所查阅文献的方法和出处，整理收集到的相关文件或文献，与参考文献出处一并上交。

四、练 习 题

1. 中华护理学会属于下列哪一卫生组织机构________（单选题）

A. 隶属于卫生部的卫生机构　　B. 隶属于行业的卫生机构

C. 卫生专业机构　　D. 军队卫生机构

E. 民间或非政府卫生组织

2. 门诊护士在患者候诊时为候诊患者提供有关疾病和健康的信息，这是属于门诊护理的________工作（单选题）

A. 预检分诊　　B. 安排候诊和就诊　　C. 治疗

D. 健康教育　　E. 消毒隔离

3. 我国农村三级医疗卫生服务网的中心是________（单选题）

A. 县医院　　B. 县妇幼保健院　　C. 乡镇卫生院

D. 县疾病预防控制中心　　E. 乡村卫生室

4. 病区设置时两病床间的距离为________（单选题）

A. <0.8m　　B. >0.8m　　C. <1m　　D. >1m　　E. 0.8~1m

5. 属于医疗卫生服务机构的单位是________（多选题）

A. 综合医院　　B. 护理院　　C. 妇幼保健院

D. 中医医院　　E. 专科疾病防治院

6. 急诊物品管理和放置需遵循“五定制度”，即________、________、________、________和________。（填空题）

五、自我评价与反思

1. 你能用框架图形式说明你所在学校和实习医院的组织隶属结构吗？

2. 在实地调研过程中发现医院有哪些方便患者的措施？还有哪些不足？如何改进？

实习 4 护士素质与职业行为规范

一、实习目的

1. 了解患者的权利和义务。
2. 熟悉患者角色转变的结果。
3. 熟悉当代护士的角色功能及职业素质要求。
4. 明确护患关系的特征、内容及如何与患者建立良好的护患关系。
5. 掌握护士基本体态礼仪及姿态要求。

二、实习方法

1. 观看护士职业行为规范录像。
2. 示教室练习　护士日常仪容、仪表、体态、礼仪练习。
3. 风采展示　以 15~20 人为一组，展示其仪容、仪表及姿态等。
4. 角色扮演　以 5~10 人为一组，收集医院所见护士职业行为及仪容、仪表、姿态的表现，以情景的形式在课堂上演示并讨论。
5. 模拟临床情境（病例）讨论法。

情境：

家在外地的呼吸内科护士小张，每天悉心照顾、关怀患者，有时是关切的询问，有时是耐心的讲解，有时是细致的护理，还经常利用休息时间陪患者聊天、嘘寒问暖，病房的大妈大爷们都亲切地称她"小张女儿"。一次，护士小张因上呼吸道感染、高热被收治在自己工作的科室。在小张高热昏睡期间，同病室大妈就像妈妈一样关心、照顾她，还让家人为她送来可口的饭菜……

请根据上述临床情境讨论：

（1）护士小张在工作期间承担着什么角色？

（2）分析小张在护理工作中是如何与患者建立良好的护患关系的。

（3）小张患病后享有哪些权利？

三、实施要求与建议

1. 模拟临床情境（病例）讨论可在课堂上由教师组织完成，或作为课外练习，由学生独立或分组讨论完成；教师也可自行设计相关情境进行讨论。
2. 录像可在本章学习课前或课后组织学生观看。

3. 护士姿态练习安排在本章学习和录像观看之后，以小组形式练习，也可对学生练习过程进行录像，之后回放讨论，以提高学生对自我仪容、仪表及姿态等的认识。

4. 角色扮演可在课后准备，课前或课堂内分组表演，各小组需上交一份情景模拟表演剧本。

四、练 习 题

1. 患者对医院的医疗护理管理制度提出意见，体现了患者的________权利（单选题）

A. 免除一定社会职责　B. 享受平等医疗待遇　C. 要求医护人员保密
D. 知情、同意　E. 监督

2. 患者赵某，女，43 岁，某公司董事长，诊断“乳房肿块性质待查”，医生建议其住院手术治疗，但患者因工作繁忙拒绝住院，该患者的表现为________（单选题）

A. 角色强化　B. 角色缺如　C. 角色冲突
D. 角色适应　E. 角色消退

3. 护士在手术前对患者及家属进行术前宣教，这体现了当代护士的________角色功能（单选题）

A. 健康照顾者　B. 管理者　C. 研究者
D. 教育者　E. 咨询者

4. 护士在行走中捡起掉地物品时，正确的姿势是________（单选题）

A. 弯腰捡物
B. 双脚一前一后、两腿靠近下蹲、臀部向下
C. 下蹲并双腿平行叉开
D. 背对他人下蹲
E. 面对他人下蹲

5. 主动 - 被动型的护患关系适用于以下哪类患者________（单选题）

A. 心律失常患者　B. 甲状腺囊肿切除术后　C. 胫骨骨折患者
D. 大叶性肺炎患者　E. 出血性休克患者

6. 护患关系工作期的主要任务是________（单选题）

A. 建立信任感　B. 发现护理问题　C. 双方进一步熟悉
D. 为患者解决问题　E. 护患双方相互评价

7. 护患关系的特征有________（多选题）

A. 多向人际关系　B. 单向人际关系　C. 专业性关系
D. 帮助性关系　E. 工作关系

8. 下列属于护患关系的非技术性关系的内容是________（多选题）

A. 道德关系　B. 利益关系　C. 法律关系
D. 价值关系　E. 文化关系

9. 护士工作应注意“四轻”：________、________、________和________。（填空题）

五、自我评价与反思

1. 通过本章节内容学习，你是如何理解患者的权利和义务的？
2. 你认为怎样才能建立和维持良好的护患关系？
3. 你认为现代护士应具备怎样的素质和职业行为规范？

实习 5 护理实践中的伦理与法律

一、实 习 目 的

1. 理解护理活动中的潜在法律问题。
2. 区分护理差错和护理事故。
3. 讨论引起护理差错和事故的常见原因及预防措施。
4. 了解与护理工作相关的法律、法令、条例等。
5. 理解护理实践中的伦理原则。

二、实 习 方 法

1. 案例分析讨论法

案例 1：

"120"接诊了一名车祸致昏迷的患者，头颅 CT 提示颅内大量出血，需立即行开颅手术。患者无家属陪伴，也无证实其身份和联系人的信息。值班护士因无人签署"知情同意书"，便将患者安置在观察室观察病情并继续联系家属。2 小时后患者病情加重，抢救无效死亡。

案例 2：

江某，25 岁，因恶性脑胶质瘤入院手术治疗，其对疾病和预后十分了解，知道术后复发可能性大，今后还需定期化疗，治愈希望渺茫。其女友知道其病情后与他分手，对患者打击很大。患者心情低落，不想治疗。患者入院后，护士要求其家属 24 小时陪护，注意其心理变化，防止意外，并让家属签字。某日，其父下楼买东西，未向他人和护士交代，患者独自去厕所，并从厕所窗户跳下身亡。

请对上面的案例讨论分析：

(1) 护士的行为有无违法？若有，属于哪种性质？

(2) 护士过失行为属于护理差错还是护理事故？是否应该承担责任？并说明依据。

(3) 护士过失行为的原因是什么？给我们什么启示？

2. 角色扮演法

参考模拟情境：

护士了解到病房内的一位患者曾有吸毒史，患者要求其保密，包括伴侣及其他医务人员。

根据以上情境：

(1) 思考护士是否应该替患者保密？原因是什么？

(2) 护士应如何应对该事件？处理时依据的护理伦理原则有哪些？

(3) 模拟该情境，呈现护士如何处理该问题，并体现护患沟通过程。

3. 文献资料检索　检索与护理伦理及法律相关的案例、文献、文件等。

4. 辩论　典型伦理案例辩论 / 讨论。

案例：

患者王某，男，28 岁，技术员。在某厂医院被确认患有乙型肝炎，他要求医护人员不要将诊断结果告诉别人。因为他怕隔离治疗后被同事疏远和歧视，更担心相识不久的女朋友因此与他中断恋爱关系。医护人员答应患者暂不向他人透露，但要求患者抓紧治疗，注意休养。

请查阅相关文献资料，对上述案例进行辩论：

（1）正方：医护人员的做法合情合理。

（2）反方：医护人员的做法损害相关人员的利益。

三、实施要求与建议

1. 案例讨论及角色扮演可在课堂上由教师组织完成，也可作为课后作业由学生分组讨论或独立思考完成。

2. 课后，可布置学生通过实地考察、资源查询等途径，收集护理活动中涉及法律问题的一些典型案例，并进行相关的思考分析。

3. 课后可给学生提供一些最新的与护理工作相关的法律、法规、条例等文件进行参阅，如《医疗事故处理条例》、《护士条例》等。

四、练　习　题

1. ________年，国际护士委员会制定了护理法史上划时代的文件：《系统制定护理法规的参考性指导大纲》（单选题）

A. 1970　B. 1954　C. 1962　D. 1968　E. 1976

2. ________年 1 月 23 日，我国国务院颁布了《护士条例》，是我国目前最高的护理法规（单选题）

A. 1988　B. 1993　C. 1994　D. 2002　E. 2008

3. 患者，女，28 岁。因“婚后 2 年未避孕、未孕”诊断为“不孕症”而入院。入院后在进行妇科检查时，发现患者伴有尖锐湿疣。护士甲在床旁交班时将此信息告知了接班护士乙，被同病房的其他患者和家属听到。该护士的行为属于________（单选题）

A. 渎职行为　B. 侵犯患者的隐私权　C. 侵犯患者的同意权

D. 侵犯患者的生命健康权　E. 侵犯患者的知情权

4. 在护理实践中，尊重原则主要是指尊重患者的________（单选题）

A. 健康　B. 家属　C. 个体差异　D. 自主性　E. 疾病

5. 护士误给某青霉素过敏的患者注射青霉素，造成患者死亡，此事故属________（单选题）

A. 一级医疗事故　B. 二级医疗事故　C. 三级医疗事故

D. 四级医疗事故　E. 严重护理差错

6. 下列<u>不属于</u>医疗事故的是________（多选题）

A. 因患方原因延误诊疗导致不良后果的

B. 在紧急情况下为抢救垂危患者生命而采取紧急医学措施造成不良后果的

C. 在医疗活动中由于患者病情异常或者患者体质特殊而发生医疗意外的

D. 无过错输血感染造成不良后果的

E. 在现有医学科学技术条件下，发生无法预料或者不能防范的不良后果的

7. 名词解释

护理差错　知情同意　医疗事故

五、自我评价与反思

1. 与护生临床实习的相关法律法规有哪些？
2. 思考护士在工作中应如何守法、用法，避免护理差错和护理事故的发生。
3. 你认为应如何提高护士的伦理与法律素养？

6 实习 6 系统理论和需要理论

一、实 习 目 的

1. 熟悉系统理论和需要理论的基本内容。
2. 了解系统理论的基本原则及其在护理工作中的应用。
3. 学习应用系统思维与方法解决临床问题。
4. 根据病例讨论患者的基本需要及其影响因素。

二、实 习 方 法

模拟临床情境(病例)讨论法。

情境：

患者丁某,男,43 岁,下岗工人。原发性肝癌术后 1 年余,发现肝占位 15 天。患者慢性乙型病毒性肝炎 20 余年,2 年前开始口服恩替卡韦抗病毒治疗,1 年前因乏力 2 月余,查上腹部 CT 发现肝占位,2015 年 5 月 23 日行肝占位切除术,术后病理示肝癌。2016 年 10 月 18 日来院随诊发现肝占位,于 10 月 31 日入院,完成相关术前检查后于 11 月 2 日行肝动脉化疗栓塞术。磁共振提示:原发性肝癌术后肿瘤复发;肝硬化;脾大;腹水(少许)。胃镜提示:食管胃底静脉曲张(中度)。于今晨起床后感肝区疼痛,乏力,食欲差。患者无固定经济收入,离异多年,无子女,家中还有脑出血后偏瘫的母亲需要照顾。

(1) 请用系统理论分析该患者生理、心理和社会方面所发生的变化,以及由此可能产生的影响。

(2) 以下是患者在叙述病史时的部分内容:

"护士,您实话说,我这病还能治吗?"

"我们那里的医院不行,你们是大医院,肯定能行,对吧?"

"护士,我这次住院要多少钱? 五千元够吗?"

"护士,我得住多长时间的医院,什么时候能回家? 我妈在家还需要我照顾。"

请结合患者基本病情,运用需要理论分析患者目前存在的主要需要。

(3) 请运用系统方法,结合该患者的主要需要,制订一个护理计划。

三、实施要求与建议

1. 该情境讨论可在课堂上由教师组织完成,或作为课外练习由学生独立或分组讨论完成。
2. 教师也可自行设计相关情境进行讨论。

四、练 习 题

1. 以下对于马斯洛需要层次论的理解，正确的是________（单选题）

A. 一般须先满足高层次的需要，然后再考虑较低层次的需要

B. 不同层次的需要会出现重叠甚至颠倒

C. 个体基本需要满足的程度与健康状况成反比

D. 个体满足高层次需要的方式类似

E. 各需要层次有其独立性，不会互相影响

2. 患儿，男，4 岁，持续高热入院。住院后又恢复了婴儿时期每晚必须含着奶嘴方可入睡的习惯，患儿这种行为属于________（单选题）

A. 潜抑　B. 抑制　C. 抑郁　D. 退化　E. 仿同

3. 以下哪项体现患者的安全需要________（单选题）

A. 护士的安慰　B. 了解用药方面的知识　C. 家属的陪伴

D. 安静的休养环境　E. 足够的营养

4. 患者马某，男，65 岁，退休干部，在住院过程中，其原单位同事们前来探望，并送来了鲜花，这满足了患者的________（单选题）

A. 生理需要　B. 安全需要　C. 归属与爱的需要

D. 尊重的需要　E. 自我实现的需要

5. 以下对于系统理论的理解，正确的是________（多选题）

A. 人的健康有赖于机体各部分相互关系的协调与平衡

B. 每个人都是一个独特的系统

C. 人的健康状态总是相对并动态变化的

D. 护理系统是一个具有决策与反馈功能的系统

E. 护理系统是一个密闭的系统，内在各部分相互作用，维持生命和健康

五、自我评价与反思

1. 你如何理解系统思维？如何将其应用到学习和护理工作中？

2. 结合自身谈谈如何满足自我实现的需要。

实习 7 奥瑞姆自护理论和纽曼系统模式

一、实 习 目 的

1. 熟悉奥瑞姆自护理论和纽曼系统模式的基本内容。
2. 熟悉应用奥瑞姆自护理论分析解决临床问题的过程。
3. 了解纽曼系统模式在护理工作中的基本应用。

二、实 习 方 法

模拟临床情境(病例)讨论法。

情境 1:

患者王某,女,28 岁,音乐老师。患者于 1 个月前无意中发现右侧乳房 30mm×33mm 的包块,无疼痛,不伴局部皮肤发红、水肿、增厚、粗糙、溃烂,不伴皮肤瘙痒、发热,双侧乳头无异常分泌物,发现肿物以来,肿物无明显增大,与月经来潮无明显关系。门诊以“右乳占位”收住院治疗,术前活检标本病理诊断为恶性,拟行“右侧乳腺癌改良根治术”。患者刚刚结婚不到半年,尚未生育。得知病情后患者情绪非常低落,不愿意接受手术,甚至有放弃治疗的想法。

讨论:

(1) 请用纽曼系统模式分析该患者目前面临的应激源以及可能产生的影响。

(2) 术前晚,护士夜间查房时发现患者在哭泣,假如你是护士,你会如何去做?

情境 2:

次日,患者在全麻下行“右侧乳腺癌改良根治术”,手术顺利,术后安返病房,按全麻术后常规护理。术后第 5 天,患者在护士的帮助下开始了患侧肢体的功能锻炼。

讨论:

(1) 请运用奥瑞姆自护理论说明患者在术后当天、术后第 5 天的自护需求,以及需实施何种护理系统的护理?

(2) 为了促进患者的恢复和功能重建,护士应从哪些方面帮助患者?试运用纽曼系统模式予以分析。

三、实施要求与建议

1. 该情境讨论可在课堂上由教师组织完成,或作为课外练习由学生分组讨论完成。
2. 教师也可自行设计相关情境进行讨论。

四、练 习 题

1. 患者孙某,男性,59 岁,脑栓塞 6 个月,经溶栓治疗病情稳定,但右下肢行走不便,给予下肢功能康复训练。根据纽曼系统模式,此种护理干预方法属于________(单选题)

A. 一级预防　　B. 二级预防　　C. 三级预防

D. 四级预防　　E. 五级预防

2. 根据奥瑞姆自护理论,对昏迷的患者进行护理时应使用________(单选题)

A. 完全补偿系统　　B. 部分补偿系统　　C. 健康教育系统

D. 辅助教育系统　　E. 预防系统

3. 患者王某,女,53 岁,糖尿病,自理能力良好。护士教导患者监控自己的血糖水平,宣教饮食注意事项,属于奥瑞姆护理系统中的________(单选题)

A. 完全补偿系统　　B. 部分补偿系统　　C. 健康教育系统

D. 辅助教育系统　　E. 预防系统

4. 纽曼系统模式中位于最外层的是________(单选题)

A. 弹性防御线　　B. 正常防御线　　C. 抵抗线

D. 核心部分　　E. 能量源

5. 纽曼系统模式中二级预防的内容包括________(单选题)

A. 预防接种　　B. 健康教育　　C. 护理干预

D. 康复锻炼　　E. 建立健康生活方式

6. 完全补偿护理系统适用于________(多选题)

A. 手术后麻醉未清醒患者　　B. 婴儿

C. 活动部分受限者　　D. 心肌梗死患者恢复期

E. 严重精神障碍发作期患者

7. 与成长发育有关的自护需要包括________(多选题)

A. 避免危险　　B. 社会交往　　C. 有归属感

D. 空巢老人心理调整　　E. 青春期少年自尊心增强

8. 世界上第一位护理理论家是________。(填空题)

五、自我评价与反思

1. 你认为自护能力对患者重要吗?护士应如何评估患者的自护需要?护士应如何帮助患者提高自护能力?

2. 你认为护士在工作中应如何运用纽曼系统模式的 3 种预防水平,达到预防疾病、促进健康的目的?

3. 通过本次课学习,请思考护理理论对指导护理实践的积极意义。

8 实习8 护患沟通

一、实习目的

1. 了解沟通的要素和层次。
2. 熟悉语言沟通和非语言沟通的特点。
3. 讨论影响护患沟通的因素。
4. 初步掌握护患沟通技巧。

二、实习方法

1. 模拟临床情境(病例)讨论法

情境:

患者,女性,66岁,急性痛苦面容,面色苍白,因“急性腹痛原因待查”,由女儿搀扶入院。责任护士小王立即关切地走上前,搀扶患者走到病床前,轻轻帮患者脱去鞋子,扶助患者慢慢躺下,细心为其盖好被子。迅速为患者测量生命体征后,她触摸着患者肩头亲切地对患者说:“请不要着急,我们会尽力帮助你的”。患者及其家属感激地说:“谢谢你了!”

请根据上述临床情境讨论:

(1) 护士小王运用了哪些沟通技巧?

(2) 医护人员与患者沟通时应如何体现对患者的人文关怀和保证患者安全?

2. 临床情境角色扮演

临床情境1:

患者封某,男,65岁,退休教师,因“冠心病”2年来多次入院治疗,本次入院拟行介入治疗,护士章某在术前下午要实施术前宣教。

临床情境2:

患者赵某,女,73岁,轻度老年痴呆,护士李某在中饭后给她发口服药,患者拒绝服药。

3. 临床护患沟通练习

以小组为单位,到患者床边对患者进行护理评估,收集相关资料。

三、实施要求与建议

1. 模拟临床情境(病例)讨论及角色扮演可在课堂上由教师组织完成,或作为课外练习由学生独立或分组讨论完成;教师也可自行设计相关情境进行讨论。

2. 临床护患沟通练习，学生以3~5人为一组到病房和患者沟通，收集患者一般资料，对本次入院原因、生理、心理、社会一般情况进行评估。每组沟通30分钟左右，做好记录，课后上交评估的资料以及护患沟通信息报告和感想，也可开展小组讨论。

3. 书写首次和患者进行职业接触的感想。

四、练 习 题

1. 共鸣性沟通是指沟通的________层次（单选题）

A. 一般性沟通　B. 陈述事实　C. 分享个人观点和判断
D. 分享情感　E. 沟通高峰

2. 两个人交谈时，如果其中一人匆匆地看了一眼手表，提示交谈该停止了，这体现了非语言沟通的________作用（单选题）

A. 补强　B. 重复　C. 替代　D. 驳斥　E. 调整

3. 同理他人分为________阶段（多选题）

A. 侦察和确认　B. 了解　C. 沟通
D. 适当的反应　E. 帮助

4. 护士小王为4岁患儿输液时，最容易让患儿接受的语言技巧是________（单选题）

A. 问候式语言　B. 夸赞式语言　C. 言他式语言
D. 关心式语言　E. 安慰式语言

5. 患者，男，76岁，退休中学教师，因胆管结石收入院。护士准备向该患者进行术前健康教育，在沟通开始阶段，护士应采取的措施是________（单选题）

A. 直呼患者姓名　B. 说明沟通目的和所需时间　C. 直接交谈正题
D. 不用自我介绍　E. 安慰患者

6. 倾听时可用到核实的技巧，其方法有________（多选题）

A. 复述　B. 参与　C. 澄清　D. 总结　E. 反映

7. 护士在和患者沟通时如患者哭泣，下列做法正确的是________（多选题）

A. 允许患者说出哭泣的原因　B. 陪伴患者身边
C. 允许患者独处　D. 劝导患者尽量停止哭泣
E. 运用触摸安抚患者

8. 护士在和危重患者沟通时，下列做法正确的是________（多选题）

A. 尽量缩短交谈时间　B. 提问以开放式问题为主　C. 运用触摸
D. 使用非语言沟通技巧　E. 避免和患者交谈

五、自我评价与反思

1. 你在和患者沟通时（临床情境角色扮演或临床护患沟通练习）运用了哪些沟通技巧？效果如何？还可以有哪些改进？

2. 结合自身实际，谈谈如何在学习和工作中提高与他人沟通的能力？

实习9 评判性思维和护理临床决策

一、实 习 目 的

1. 了解护理评判性思维的类型和构成要素。
2. 熟悉护理临床决策的一般步骤。
3. 讨论影响护理评判性思维和护理临床决策的因素。
4. 思考怎样提高护士的评判性思维品质。

二、实 习 方 法

模拟临床情境(病例)讨论法。

情境:

护士王某在准备执行医嘱“7床　王亮　10%葡萄糖注射液500ml　VD　st”时的思维和决策过程:

护士:“他要输10%葡萄糖吗?我记得他有糖尿病……我该不会记错吧?我还是去看看病历……是挺高的呀……会不会医生有别的考虑?……我该怎么办?……不管怎么样,我还是去问问。”

护士:“王大夫,7床的李老先生血糖挺高,您为什么给他开10%葡萄糖输液的医嘱呢?”

王大夫:“是吗?他血糖高?我看看病历。……哟,还真是高的……对不起,我今天刚接管这个患者,不知道他血糖高。”

护士:“那您现在能改吗?”

王大夫:“当然,谢谢您,幸好有您的提醒,您做得很对。”

护士:“不用谢,这是我应该做的。”

请根据上述临床情境讨论:

(1)护士在该过程中是否运用了评判性思维?归纳出该护士的临床思维和决策步骤。

(2)分析有哪些因素影响了该护十的思维和决策过程?此外还有哪些因素可影响到护士的临床思维和决策?

(3)如何才能提高护士的临床思维和决策能力?

(4)该情境中医护人员的做法对保障患者安全的作用主要体现在哪里?

三、实施要求与建议

1. 该情境讨论可在课堂上由教师组织完成,或作为课外练习由学生独立或分组讨论完成。
2. 教师也可自行设计相关情境进行讨论。

四、练 习 题

1. 护理评判性思维的核心目的是________（单选题）
   A. 诊断推理　　B. 质疑反思　　C. 临床决策
   D. 鉴别诊断　　E. 演绎推理
2. 下列**不属于**护理评判性思维的构成要素的是________（单选题）
   A. 知识基础　　B. 临床经验　　C. 态度
   D. 认知技能　　E. 制订决策
3. 护理人际关系是影响护理临床决策的________（单选题）
   A. 个体因素　　B. 情感因素　　C. 社会因素
   D. 环境因素　　E. 情境因素
4. 下列影响护理临床决策的因素中属于情境因素的是________（单选题）
   A. 思维方式　　B. 决策风险性　　C. 护理专业规范
   D. 病房设置　　E. 情感倾向
5. 护理临床决策的步骤包括________（多选题）
   A. 确定问题　　B. 陈述目标　　C. 决断方案
   D. 实施方案　　E. 评价反馈

五、自我评价与反思

1. 你认为有哪些因素会影响护士批判性思维和临床决策能力的成长？
2. 你认为怎样才能提高护士的评判性思维和临床决策能力？

实习 10
护 理 程 序

一、实 习 目 的

1. 熟悉护理程序的基本步骤。
2. 学习用护理程序的方法和步骤解决临床实际问题。
3. 熟悉护理病历的基本组成部分和书写要求。
4. 通过临床实习树立整体护理理念,提高对患者“整体人”的认识。

二、实 习 方 法

临床学习法:

1. 临床学习前准备

(1) 教师准备:教师事先在临床各科室选择患者数名。

(2) 分组:将学生每 2~3 人编为一组。

2. 各小组分别到各科室患者床旁处收集资料,发现护理问题,制订和书写护理计划。
3. 将学生护理计划与临床护士已经制订好的计划进行分析比较(集体讨论)。
4. 要求学生在 1 周内再次探访患者,收集资料,对临床护士的护理计划执行效果进行评价。

三、实施要求与建议

1. 对患者的选择　尽量选择新入院、病情严重程度中等、存在一定心理和社会问题、愿意配合的患者。
2. 鼓励学生多探访患者,收集更完整的资料。
3. 临床学习一周后,各小组上交一份完整的护理病历。

四、练　习　题

1. 护理程序引用以下哪个理论建立理论框架________(单选题)

A. 人的基本需要论　　B. 系统论　　C. 信息交流论

D. 问题解决论　　E. 应激理论

2. 护理程序评估阶段的总目的是________(单选题)

A. 取得完整高质量的资料　　B. 找出护理问题

C. 使患者得到整体护理　　D. 改进护理实践的方法
E. 提供护理科研资料

3. 下列目标的陈述哪项是正确的________（单选题）
A. 患者能下床行走至门口
B. 扶患者行走至门边
C. 3 天内,患者能自己行走至门边
D. 患者能够掌握皮下注射方法
E. 住院期间,教会患者皮下注射胰岛素方法

4. 以下哪项护理目标的陈述是正确的________（单选题）
A. 1 周内体重增加,营养改善
B. 营养改善,每日进食热量达 2000 卡
C. 营养改善,体重增加 1 千克
D. 1 周内,自述食欲改善
E. 1 周内,每日进食热量达 2000 卡

5. 王某,因第 1、2 颈椎损伤致高位截瘫入院,以下哪项诊断可作为首优问题________（单选题）
A. 潜在的皮肤完整性受损　与躯体移动障碍有关
B. 绝望　与功能丧失有关
C. 潜在的窒息　与呼吸肌功能障碍有关
D. 生活自理能力丧失　与肢体瘫痪有关
E. 潜在的呼吸道感染　与无效咳嗽有关

6. 下列哪项符合护理问题的陈述________（单选题）
A. 不能有效进行呼吸　　B. 呼吸困难:泡沫样痰
C. 肺气肿:慢性呼吸道感染所致　　D. 清理呼吸道无效:痰液黏稠
E. 潜在呼吸道感染:肺气肿

7. 护理程序效果评价的核心内容是________（单选题）
A. 护理病历的质量　　B. 护理分工组织形式
C. 护理人员职责落实　　D. 患者健康状况的改善
E. 护理措施的实施情况

8. 患者王某,女,27 岁。因停经 40 天,有恶心、轻微呕吐 5 天,左下腹胀痛、阴道少量出血 3 天,B 超提示“宫外孕”收住院拟行手术治疗。入院时患者平车推入病房,呈急性面容,查体:口温 38.1℃,左下腹有压痛。对该患者制定的护理目标正确的是________（单选题）
A. 术前遵医嘱完善术前准备
B. 患者疼痛减轻
C. 1 天内体温下降至正常范围
D. 出院前知晓异位妊娠的原因及处理方法
E. 患病期间得到良好休息,体力得以恢复

9. 护理程序的评价何时进行________（单选题）
A. 入院时　　B. 出院前　　C. 出院时
D. 住院阶段,随时进行　　E. 一年一次的病例分析

10. 护理程序的五个步骤是:________、________、________、________和________。（填空题）

11. 护理诊断的组成部分是:________、________、________,又称________公式。（填空题）

五、自我评价与反思

1. 结合临床学习体验,谈谈你在运用护理程序的方法解决问题时,如何体现了护理工作的主动性、计划性和思想性。

2. 你怎么看待护理程序对解决患者问题的作用?你认为应如何提高护士应用护理程序解决患者问题的能力?

11

实习11 护理安全

一、实习目的

1. 了解影响患者安全的因素。
2. 熟悉患者安全评估的内容。
3. 熟悉医院常见不安全因素及其防护。
4. 熟悉影响护士职业安全的因素及其防护。
5. 掌握患者安全防护的基本原则及患者安全意外的处置原则。

二、实习方法

模拟临床情境(病例)讨论法。

情境1:

患者王女士,72岁,身高165cm,体重56kg,冠心病15年,糖尿病12年,因“风湿性关节炎”行“右膝关节置换术”后第3天。

请根据上述情境,组织小组讨论:

(1) 请评估该患者可能存在哪些安全问题?

(2) 请根据该患者可能存在的安全问题提出相应的安全预案(包括预防预案和一旦发生安全问题后的应急预案)。

情境2:

护士赵某,20岁,大专毕业后在普外科工作1年,在给某患者拔除静脉输液穿刺针时不慎刺伤自己的手指。

请以小组形式讨论:

(1) 请问赵护士应如何处置该情境?

(2) 科室今后应如何预防该类事件再次发生?请制定相应的预防预案和应急预案。

三、实施要求与建议

1. 该情境讨论可在课堂上由教师组织开展初步讨论,课后要求学生在查阅相关资料的基础上,作为课外练习由小组成员共同完成。教师可在学生提交各预案后,挑选优秀预案进行交流。

2. 教师也可自行设计相关情境进行讨论。

四、练　习　题

1. 护士王某在给昏迷患者赵某翻身后，未仔细检查导管是否通畅，导致患者身体压住导尿管 2 小时，以下处理**不正确**的是________（单选题）

A. 当事护士发现后及时处理，并嘱家属不要声张

B. 责任护士发现后及时解除压迫，并及时观察尿量和局部皮肤情况

C. 护士长向家属说明情况，并告知后续处理

D. 护士长组织全科护士反思学习

E. 护士长据此制定防范导管受压的风险防范预案

2. 患者李某，58 岁，因"冠心病"入院治疗，入院后第 2 天晚餐后，服药前发现护士发的口服药物和昨日不同，经查，系护士少准备 1 粒药，请问该情境中发生了哪种患者安全问题________（单选题）

A. 可能的风险情境　　B. 潜在失误　　C. 无损害意外

D. 有损害意外　　E. 轻度损害

3. 患者质疑护士发出的药物有错误时，下列处理**不正确**的是________（单选题）

A. 患者去问责任护士　　B. 责任护士让患者自己去问发药护士

C. 发药护士立即进行核对　　D. 护士长向患者说明情况

E. 护士长组织全科护士反思学习

4. 患者田某，男，78 岁，因"肺心病"住院第 7 天，病情稳定，夜间想上厕所，未叫陪护人员及护士，自行上厕所时不慎滑倒，经检查未见明显损伤，请问该情境中患者发生患者安全问题的可能危险因素**不包括**________（单选题）

A. 高龄　　B. 病情因素　　C. 感觉功能障碍

D. 药物影响　　E. 环境不熟悉

5. 实习护士田某，在给某患者换药后不慎被剪刀划伤自己的手指，请问该实习护士下列处置措施正确的是________（多选题）

A. 立即由远心端向近心端挤出伤口附近的血液

B. 用 75% 乙醇、3% 聚维酮碘（碘伏）消毒浸泡 3 分钟

C. 立即抽血检测乙肝表面抗原、乙肝表面抗体、转氨酶

D. 按需注射乙肝免疫球蛋白 200U 或 400U

E. 向护士长报告，按医院规定填写意外受伤报告

6. 医院常见的导致患者不安全的因素包括________、________、________、________和________。（填空题）

7. 导致护士职业损伤的物理性因素有：________、________、________、________和________等。（填空题）

五、自我评价与反思

1. 你认为应如何在临床实践中保障患者安全？

2. 如果你在临床实践中遇到不慎刺伤或割伤自己，你会怎么应对呢？

3. 怎样做才能避免伤害患者？怎样才能避免造成对护士自身的损伤？

12 实习12 循证护理

一、实习目的

1. 了解循证护理对现代护理实践的意义。
2. 熟悉循证护理实践的基本步骤。

二、实习方法

小组作业法：

1. 以小组为单位，查阅相关国内外文献资料，每组选取中、英文系统评价各1~2篇，研习讨论系统评价撰写的基本步骤和要求。

2. 以小组为单位，查阅相关国内外文献资料，每组选取循证证据应用于临床实践的科研论文中、英文各1~2篇，研习循证证据在临床实践应用的步骤，并讨论其实践意义。

3. 以“维生素C能够预防感冒吗”为循证护理问题，要求学生以小组为单位，查阅相关国内外文献资料，寻找解决该问题的相关证据。

三、实施要求与建议

小组作业可在课后布置给学生，要求学生在查阅相关资料的基础上，作为课外练习由小组成员共同完成。教师也可在课前要求学生先查阅资料并准备好拟讨论的文献，在课堂上在教师指导下分组讨论。教师、学生也可自拟循证护理问题。

四、练习题

1. 全球第一个循证护理中心位于________（单选题）
   A. 美国哈佛大学　　B. 英国约克大学　　C. 澳大利亚南澳大学
   D. 加拿大多伦多大学　　E. 上海复旦大学
2. 以下**不属于**循证护理实践“证据综合”步骤的是________（单选题）
   A. 提出循证护理问题　　B. 系统检索文献
   C. 评价文献质量　　D. 标注证据等级
   E. 对同类研究结果进行meta分析
3. 循证护理基本要素包括________（多选题）

A. 最新证据　　B. 护士的专业判断　　C. 医生的建议
D. 证据应用的临床情境　　E. 患者需求

4. 名词解释

循证护理

5. 循证护理实践的步骤包括________、________、________。(填空题)

五、自我评价与反思

1. 循证护理对护理临床实践有何意义?
2. 如何在护理实践中发现和应用循证证据?
3. 怎样培养自己的循证思维?

第二部分

护理学基础技术实习

13 实习13 无菌技术

一、实习目的

1. 掌握无菌持物钳的使用方法。
2. 掌握自无菌包和无菌容器中取用无菌物品的方法。
3. 掌握取用无菌溶液的方法。
4. 掌握铺无菌盘的方法。
5. 掌握戴、脱无菌手套的方法。

二、实习方法

1. 以治疗碗、治疗巾为实物,练习无菌物品的打包。

2. 铺单层无菌盘,内置2个治疗碗、2把短镊、2块纱布,治疗碗内放若干个棉球,倒取无菌生理盐水浸湿棉球。

3. 练习戴、脱无菌手套。

参考模拟临床情境1:

普外科,上治疗班的王护士,于上午9时铺好一个无菌盘,以备执行治疗之用。

参考模拟临床情境2:

患者张军,男,19岁,急性阑尾炎术后2天,切口敷料处有少量渗液,医生下达医嘱:1床　张军　换药　st。请准备一个无菌换药盘。

三、实施要求与建议

1. 严格遵守无菌技术操作原则,无菌概念明确,严格区分无菌区(物品)和非无菌区(物品)。
2. 操作环境清洁、宽敞,操作台洁净、干燥。
3. 无菌持物钳、无菌容器、无菌包使用方法正确,无菌物品在传递过程中未被污染。
4. 无菌溶液取用方法正确,溶液未被污染,液量适当。
5. 无菌盘铺法正确,无菌巾干燥,无菌面未被污染。
6. 无菌手套戴、脱迅速,方法正确。
7. 2人一组练习操作,一人在操作时,另一人在旁观察,相互指出操作中的问题并改进。

四、实 习 用 物

1. 中包布(或双层无纺布)2 块,治疗巾 2 块,化学指示胶带 1 卷,化学指示卡若干。

2. 清洁治疗盘 1 个,无菌持物钳及盛放容器 1 套,无菌治疗巾包 1 个,无菌换药碗包 1 套(内置治疗碗 2 个,短镊 2 把),无菌棉球若干、无菌纱布数块,无菌生理盐水 1 瓶,无菌手套(尺码合适)1 副,弯盘 1 个。

3. 速干手消毒剂 1 瓶。

五、操作流程与方法

(一)无菌包打包法

操作流程	操作方法
准备 ↓	● 护士:着装整洁,剪短指甲,洗手,戴口罩 ● 环境:清洁、宽敞;操作台面清洁、干燥 ● 用物:待消毒物品清洁、干燥
打包 ↓	● 包布呈菱形平铺在操作台面上,待消毒物品置于包布正中 ● 化学指示卡放于包的中央部位 ● 先将近侧的包布一角上翻盖住物品,然后折盖左右两角,并将角尖向外翻折,盖上最后一角 ● 封口处用化学指示胶带贴妥,注明包内物品名称、灭菌日期和失效期
灭菌	● 送消毒供应中心(室)进行灭菌处理

(二)无菌操作基本技术

操作流程	操作方法
评估 ↓	● 操作环境符合无菌操作要求
准备 ↓	● 护士:着装整洁,剪短指甲,洗手,戴口罩 ● 环境:清洁、宽敞;擦拭操作台面、治疗盘、治疗车(三擦) ● 用物:无菌物品在有效期内,外观无潮湿、破损;用物布局合理
自无菌包内取用治疗巾,铺单层无菌盘 ↓	● 检查:无菌包名称、有效期、灭菌效果、包布外观 ● 开包:先捏住包布外角向远侧端打开上层包布,再分别揭开左右两角和近侧一角 ● 取巾:用无菌持物钳取出治疗巾,放在清洁的治疗盘内 ● 铺盘:将治疗巾双折铺于治疗盘上,捏住治疗巾上层的外面两角,向远端作扇形折叠,开口边向外
自无菌包内取用治疗碗、短镊 ↓	● 检查:同上 ● 开包取物:将无菌包托在手上逐层打开包布,另一只手抓住包布四角,无菌面朝向无菌盘内递送治疗碗及短镊
自无菌容器内取用棉球、纱布 ↓	● 检查:无菌容器名称、有效期、灭菌效果 ● 开盖:拿起容器盖平移离开容器,内面向上置于桌上,或内面向下拿在手中 ● 取物:用无菌持物钳夹取棉球置于治疗碗中,纱布放入无菌盘内 ● 关盖:取完无菌物品,立即盖严容器 ● 记录:无菌容器若是第一次开启,须注明开启日期、时间,24 小时内有效

续表

操作流程	操作方法
取用无菌生理盐水 ↓	● 检查:无菌溶液的瓶签(名称、剂量、浓度、有效期),瓶盖有无松动,瓶体、瓶底有无裂痕,溶液澄清度等 ● 打开瓶盖 ● 倒液:手握瓶签面,倒出少量溶液旋转冲洗瓶口,由原处倒出适量溶液至治疗碗中 ● 盖瓶盖,记录:记录开瓶日期、时间,24 小时内有效
盖无菌盘 ↓	● 盖巾:拉平治疗巾扇形折叠层盖于物品上,上下边缘对齐,将开口处向上翻折两次,两侧边缘向下翻折一次 ● 记录:无菌盘名称及铺盘日期、时间,4 小时内有效
戴无菌手套 ↓	● 检查:无菌手套尺码、有效期、灭菌效果 ● 取、戴手套:掀起手套袋开口处外层,一手持手套翻折部分(手套内面),取出手套,另一手对准五指戴上;将戴好手套的手指插入另一只手套的翻边内面(手套外面),取出手套,同法戴好另一只手 ● 调整:将手套的翻边扣套在工作衣袖外,双手对合交叉调整手套与手指间的贴合度
脱手套 ↓	● 戴手套的右手捏住左手套腕部外面(污染面)翻转脱下 ● 已脱下手套的左手插入右手套内,将其翻转脱下 ● 脱下的手套放入医疗废物容器内
用物处置、洗手	● 整理操作用物,分类处理;洗手

六、练　习　题

1. 为防止交叉感染必须做到________(单选题)
   A. 无菌操作的环境应宽敞　　B. 无菌与有菌物品分开放置
   C. 无菌包不能受潮　　D. 取无菌物品须用无菌持物钳
   E. 一份无菌物品仅供一位患者使用
2. 无菌持物钳的使用方法**错误**的是________(单选题)
   A. 无菌持物钳应放在无菌容器中
   B. 取、放无菌持物钳时,钳端闭合且不可触及容器边缘
   C. 使用时,钳端向下,不可倒转向上
   D. 不可夹取油纱布或消毒皮肤
   E. 到远处夹取物品时,行走中注意保护钳端,不可触及非无菌物
3. 使用无菌容器时,下列哪项是**错误**的________(单选题)
   A. 打开无菌容器盖时,盖的内面向上放置
   B. 手不可触及容器及盖的内面
   C. 用毕立即将容器盖严
   D. 手持无菌弯盘,应托住底部
   E. 取出的无菌物品未被污染,应立即放回无菌容器内
4. 护生小张练习戴无菌手套的操作,下列程序中哪项是**错误**的________(单选题)
   A. 戴手套前应先核对手套包标签上的手套号码及灭菌日期
   B. 未戴手套的手不可触及手套的外面
   C. 戴上手套的右手持另一手套的内面戴上左手
   D. 戴好手套的双手保持在腰部以上视线范围内

E. 脱手套时,手套外面勿触及手

5. 取用无菌溶液的方法,**除外**下述哪项都是正确的________(单选题)

A. 保持瓶盖内面的无菌
B. 开盖后,手勿触及瓶口及盖的内面
C. 倒溶液时瓶签向手心
D. 倒去少许溶液冲洗瓶口
E. 将敷料放入无菌溶液内蘸取

6. 打开无菌溶液前需检查核对的内容有________(多选题)

A. 无菌溶液的名称、剂量、浓度
B. 瓶盖有无松动
C. 瓶体、瓶底有无裂缝
D. 溶液有无沉淀、混浊、变色
E. 使用有效期

7. 符合无菌技术操作原则的是________(多选题)

A. 无菌物品应放于清洁、干燥处
B. 无菌物品与非无菌物品分开放置
C. 一份无菌物品可供同一病种的患者使用
D. 无菌操作前洗手、修剪指甲
E. 凡未经消毒的手和物品,不可跨越无菌区

8. 以下提供若干组考题,请从 A、B、C、D、E 五个备选答案中选择一个与问题关系密切的答案。每个备选答案可能被选择一次、多次或不被选择。(B 型题)

A. 4 小时　B. 12 小时　C. 24 小时　D. 7~14 天　E. 6 个月

(1) 无菌持物钳干式保存有效期限为(　　)
(2) 已打开的无菌容器,在未被污染的情况下,可保存(　　)
(3) 已打开的无菌包,在未被污染的情况下,可保存(　　)
(4) 已打开的无菌溶液,在未被污染的情况下,可保存(　　)
(5) 铺好的无菌盘,有效期为(　　)
(6) 棉布包的无菌物品,一般有效保存期为(　　)
(7) 医用无纺布包的无菌物品,一般有效保存期为(　　)

七、自我评价与反思

1. 无菌技术练习中,你最容易在哪些环节出错?如何纠正或避免?
2. 在病房实施无菌技术时,应注意哪些环境要求?

14 实习14 隔离技术

一、实习目的

1. 熟悉隔离区域清洁区、潜在污染区和污染区的划分及隔离要求。
2. 熟悉卫生洗手与手消毒、穿隔离衣的适用情形。
3. 掌握卫生洗手、穿脱隔离衣技术及手消毒的方法。

二、实习方法

1. 练习卫生洗手法、速干手消毒剂消毒手法。
2. 练习穿脱隔离衣。

参考模拟临床情境1:

2床,王毛毛,女,6岁,发热2天,皮肤出疹1天,诊断:水痘。患儿因皮疹瘙痒不自觉挠抓而致疱疹破溃。

讨论:

(1) 什么是标准预防?

(2) 护士在护理该患儿时,应采取哪些防护措施避免感染?

参考模拟临床情境2:

3床,魏军,男,62岁,慢性乙型肝炎病史20余年,入院诊断:肝硬化失代偿期。今晨间因用力排便发生上消化道出血。

讨论:

(1) 抢救该患者时,医护人员应采取何种防护措施?

(2) 对该患者应采取哪种类型的隔离措施?有哪些举措?

三、实施要求与建议

1. 严格遵守隔离原则,隔离概念明确,严格区分清洁区、潜在污染区和污染区。
2. 操作环境符合隔离要求,按规定穿戴防护用品。
3. 穿隔离衣之前,备齐操作用物。
4. 穿隔离衣时,保持隔离衣内面和衣领清洁;隔离衣长短合适,全部遮盖工作服。
5. 穿隔离衣后,只能在规定区域内活动,不得进入清洁区。
6. 操作用物处置按传染病污物处理相关要求进行处置。

7. 在穿衣镜前练习穿脱隔离衣,可自查操作中的错误,以利纠正和提高。

四、实 习 用 物

1. 非手触式洗手设施,清洁剂(肥皂液或含有杀菌成分的洗手液),干手物品(一次性纸巾或消毒毛巾、干手机),盛放消毒毛巾和污染毛巾的容器。

2. 速干手消毒剂 1 瓶。

3. 隔离衣(布制或一次性隔离衣)1 件,挂衣架 1 个。

五、操作流程与方法

(一) 卫生洗手法

操作流程	操作方法
湿手 ↓	● 双手在流动水下充分淋湿
涂皂液 ↓	● 取适量皂液均匀涂抹双手
搓手 (至少 15s) ↓	● 掌心相对,手指并拢,相互揉搓 ● 手心对手背沿指缝相互揉搓,交换进行 ● 掌心相对,双手交叉沿指缝相互揉搓 ● 弯曲手指使指关节在另一只手掌心旋转揉搓,交换进行 ● 一手握住另一手大拇指旋转揉搓,交换进行 ● 将五个手指尖并拢在另一手掌心旋转揉搓,交换进行 ● 必要时增加手腕及腕上 10cm 处的清洗
冲手 ↓	● 流动水自上而下冲净双手
干手	● 用干手物品擦干双手或用干手机吹干

(二) 穿脱隔离衣

操作流程	操作方法
评估 ↓	● 患者病种、隔离种类、隔离措施 ● 操作环境符合隔离要求
准备 ↓	● 护士:着装整洁,取下手表、卷袖过肘;洗手,戴口罩,戴圆帽 ● 用物:备齐操作用物,隔离衣长短合适、无破损,消毒手设施齐全 ● 环境:宽敞
穿衣 ↓	● 取衣:手持衣领取下隔离衣,清洁面朝向自己 ● 穿袖:穿衣袖伸手(一左二右三上举抖袖,露出手) ● 两扣:扣领扣、扎袖口(**扎袖口时手已污染**) ● 折襟:将隔离衣后开口对齐,向一侧折叠,遮盖严实 ● 系带:环腰系带,打活结
实施护理操作 ↓	● 操作:进入病房实施治疗、护理操作

续表

操作流程	操作方法
脱衣 ↓	● 两松：解腰带，打活结；解袖扣 ● 掖袖：在肘部将部分衣袖塞入上臂工作服衣袖内，露出前臂及双手 ● 消毒：消毒双手（**消毒后手为清洁**） ● 解扣：解领扣 ● 脱袖：脱去两衣袖（包袖退手） ● 挂／裹：需保留隔离衣，提衣领对齐衣边，悬挂衣钩上；不需保留隔离衣，清洁面向外包裹置于污衣袋内
用物处置、洗手	● 分类处置用物，流动水洗手

六、练　习　题

1. 脱隔离衣时，消毒双手后应先________（单选题）
   A. 解袖口　　B. 解领口　　C. 解腰带
   D. 脱衣袖　　E. 取下口罩
2. 穿隔离衣时，手被污染最早起于下面哪项操作________（单选题）
   A. 穿袖　　B. 扣领扣　　C. 扣下扣
   D. 扎袖口　　E. 系腰带
3. 穿脱隔离衣时应注意避免污染的部位________（单选题）
   A. 腰带以上　　B. 腰带以下　　C. 袖子
   D. 胸前、背后　　E. 衣领
4. 根据标准预防的概念，下列物质中被看做具有传染性的是________（多选题）
   A. 血液　　B. 体液
   C. 分泌物　　D. 粪便和尿液
   E. 汗液
5. 下列情况下，需要洗手的是________（多选题）
   A. 执行护理操作时，可能接触了患者的血液、体液或可能被污染污染的器械
   B. 护理不同患者之间
   C. 脱手套后
   D. 在执行导尿操作前
   E. 与患者交谈后
6. 穿隔离衣时应注意________（多选题）
   A. 穿隔离衣前先戴好帽子、口罩
   B. 系领扣时，勿使衣袖触及面部、衣领及工作帽
   C. 穿隔离衣后到清洁区取物应避免隔离衣触及清洁环境
   D. 隔离衣应每天更换
   E. 在半污染区挂隔离衣时，不可使衣袖露出

七、自我评价与反思

1. 穿隔离衣时，如何将后背的隔离衣遮盖严实？

2. 护理经接触传播的传染性疾病患者时，以及对患者实行保护性隔离时，均应穿隔离衣，试比较两者在穿着目的和穿脱隔离衣的要求上有何不同？

3. 如何在临床护理实践中按照标准预防原则做好自身防护？

4. 请自我反省在实训室护理“患者”时手卫生的执行情况。

15 实习15 铺 床 术

一、实 习 目 的

1. 熟悉床单位常用设备和要求。
2. 掌握各种铺床术(备用床、暂空床、麻醉床)的目的及用物。
3. 掌握各种铺床术(备用床、暂空床、麻醉床)的操作方法。
4. 熟悉备用床、暂空床、麻醉床这三种铺床术之间的异同点。
5. 掌握大单、被套、棉胎、枕套折叠法。
6. 熟悉铺床法的一般要求及注意事项。

二、实 习 方 法

1. 2~3 人一组,练习大单、被套、棉胎、枕套折叠法。
2. 2~3 人一组,练习备用床、暂空床、麻醉床铺床术。

参考模拟临床情境 1:

患者吴某,女,55 岁,因发热、咳嗽、咳痰伴胸痛 3 天就诊门诊,经检查后诊断为大叶性肺炎。医生医嘱:收住入院。病房护士为患者铺好备用床准备接收新患者。

参考模拟临床情境 2:

患者王某,男,75 岁,因结肠癌入院。今日上午在全麻下行结肠癌根治术。病房护士铺好麻醉床为迎接术后患者做准备。

三、实施要求与建议

1. 正确运用人体力学原理,做到动作轻稳,省时、节力。
2. 铺床方法正确、步骤有序、过程完整,符合“平、正、紧、美”的要求。
3. 讨论床单位常用设备和要求。
4. 讨论备用床、暂空床、麻醉床这三种铺床术之间的异同点。
5. 讨论铺床法的注意事项。

四、实 习 用 物

1. 床、床垫、床褥、棉胎、枕芯。

2. 临床护理车上备　清洁的大单、被套、枕套，污衣袋，速干手消毒剂。

3. 橡胶单和中单(或一次性中单)各2条。

4. 麻醉护理盘内置　张口器、压舌板、舌钳、牙垫、治疗碗、镊子、输氧导管、吸痰导管、纱布、棉签。

5. 治疗盘内放血压计、听诊器、护理记录单及笔、手电筒、胶布等。

6. 必要时备输液架、吸引器、吸氧导管及设备、胃肠减压器、热水袋、毛毯等。

五、操作流程与方法

(一)铺备用床

操作流程	操作方法
评估 ↓	● 评估床单位设备是否完好无损，调整床的高度，固定床脚 ● 评估床上用物是否洁净、齐全 ● 评估环境：周围有无患者治疗或进餐
准备 ↓	● 护士：着装整洁，洗手，戴口罩 ● 用物：按取用顺序放置清洁的床褥、大单、被套、棉胎、枕套、枕芯
移开桌椅 ↓	● 移开床旁桌，离床约20cm，移床旁椅至床尾正中离床架15cm ● 将物品放于床尾椅上
翻垫铺褥 ↓	● 横向或纵向翻转床垫，上缘紧靠床头，按需铺床褥
展大单 ↓	● 置大单于床的正中处，中线与床中线对齐，分别向床头、床尾展开
包四角 ↓	● 按先床头、后床尾、再中间(必要时)，先近侧后远侧的顺序铺好四个床角
套被套 ↓	● 按要求打开被套，开口端朝床尾 ● 将棉胎套入其中，对好两上角，两边纵向展开铺平，系带
折被筒 ↓	● 按要求折两侧被筒平床沿或空一拳，被头距床头15cm，被尾向内整齐折叠或塞于床垫下
套枕套 ↓	● 在床旁椅上或床尾处将枕芯套入枕套，四角充实，轻拍枕头，平放于床头中间，枕套开口处背门
移回桌椅 ↓	● 将桌椅移回原位
洗手脱口罩	● 护士洗手，脱口罩

(二)铺暂空床

操作流程	操作方法
评估 ↓	● 环境：周围有无患者治疗或进餐
准备 ↓	● 护士：着装整洁，洗手，戴口罩 ● 用物：按需准备橡胶单和中单(或一次性中单)
折盖被 ↓	● 将备用床盖被上端向内折1/4，然后扇形三折于床尾

续表

操作流程	操作方法
铺中单 ↓	● 按需依次铺好近侧及对侧橡胶单和中单（或一次性中单）
洗手脱口罩	● 护士洗手，脱口罩

（三）铺麻醉床

操作流程	操作方法
评估 ↓	● 评估床单位设备是否完好无损，调整床的高度，固定床脚 ● 评估床上用物是否洁净、齐全 ● 评估环境：周围有无患者治疗或进餐
准备 ↓	● 护士：着装整洁，洗手，戴口罩 ● 用物：按要求放置清洁的床褥、大单、橡胶单和中单（或一次性中单）、被套、棉胎、枕套、枕芯及麻醉护理盘等
移开桌椅 ↓	● 移开床旁桌，离床约 20cm，移床旁椅至床尾正中离床架 15cm ● 将物品放于床尾椅上
翻垫铺褥 ↓	● 横向或纵向翻转床垫，上缘紧靠床头，按需铺床褥
铺单 （大单、中单） ↓	● 同备用床法铺好一侧大单 ● 按先中间、后床头顺序依次铺好近侧橡胶单和中单 ● 同法铺好对侧大单和中单
铺盖被 ↓	● 同备用床法套被套，被筒两侧齐床沿，被尾向内折叠与床尾齐 ● 将盖被纵向折叠于一侧床边，开口处向门
套枕套 ↓	● 套枕套，将枕头横立于床头
移回桌椅 ↓	● 移回床旁桌，椅子放于盖被折叠侧
置用物洗手	● 麻醉护理盘置于床旁桌上，其他用物妥善放置 ● 根据需要，将热水袋加套后置于床中部及床尾的盖被内 ● 护士洗手，脱口罩

六、练 习 题

1. 为了保证住院患者有适当的空间，病室内两床之间的距离**不应**少于________（单选题）

A. 60cm　　B. 70cm　　C. 80cm　　D. 90cm　　E. 100cm

2. 患者，男，68 岁，行胃大部分切除手术，护士在为其铺麻醉床时**错误**的步骤是________（单选题）

A. 可横向或纵向翻转床垫　　B. 床中部橡胶单上端距床头 45~55cm

C. 枕头横立于床头　　D. 先铺床头橡胶单，再铺床中部橡胶单

E. 床旁椅放在盖被折叠的同侧

3. **不属于**床单位固定设施的是________（单选题）

A. 脸盆、热水瓶、茶杯　　B. 床、床垫、枕芯、棉胎　　C. 大单、被套、枕套

D. 床旁桌椅　　E. 床头呼叫装置

4. 铺备用床的目的是________（单选题）

A. 保持病室整洁，准备接收新患者　　B. 供手术后患者使用

C. 供暂时离床的患者使用　　D. 保证患者安全、舒适，预防并发症

E. 避免被褥被血或呕吐物污染

5. 铺暂空床的目的是________（单选题）

A. 保持病室整洁，准备迎接新患者　　B. 供暂离床活动的患者使用

C. 预防患者发生并发症　　D. 使患者安全、舒适

E. 便于接受麻醉手术后的患者

6. 患者，女，43 岁，诊断为“胆囊息肉”入院。患者今日在手术室行胆囊息肉切除术，为迎接术后患者，病区护士应为其铺好________（单选题）

A. 备用床　B. 暂空床　C. 麻醉床　D. 手术床　E. 抢救床

7. 张护士在为新入院患者铺床，以下操作方法**不符合**节力原则的是________（单选题）

A. 将用物备齐　　B. 按使用顺序放置物品

C. 铺床时身体远离床缘　　D. 先铺近侧，后铺远侧

E. 下肢前后分开并降低重心

8. 麻醉护理盘内一般**不需**准备的物品是________（单选题）

A. 吸水管　　B. 吸痰导管　　C. 开口器

D. 舌钳　　E. 输氧导管

9. 下列情况中需为患者铺暂空床的是________（多选题）

A. 患者暂时离开病房时　　B. 轮椅护送患者到室外活动时

C. 轮椅护送患者出院时　　D. 平车运送患者去做检查时

E. 平车运送患者去手术时

10. 铺麻醉床的目的是________（多选题）

A. 防止患者术后伤口疼痛　　B. 保护被褥不被沾污　　C. 便于护理患者

D. 便于术后患者的抢救　　E. 防止伤口出血

七、自我评价与反思

1. 你认为各种铺床法最根本的要求是什么？
2. 你认为备用床、暂空床和麻醉床三种床单位之间有何不同？
3. 铺床时，你可采取哪些节力措施？
4. 为患者准备床单位时应如何落实患者安全？

实习 16 卧位安置和变换卧位术

一、实习目的

1. 熟悉各种常用卧位的安置法。
2. 掌握协助患者变换卧位（协助患者移向床头、协助患者翻身侧卧）的方法。
3. 掌握协助患者变换卧位的注意事项。
4. 熟悉为患者安置卧位、变换卧位的护患沟通方法。

二、实习方法

1. 2~3 人一组，练习各种常用卧位的安置法。
2. 2~3 人一组，练习协助患者变换卧位（协助患者移向床头、协助患者翻身侧卧）的方法。

参考模拟临床情境 1：

患者李某，女，79 岁，晚期胃癌，不能进食一周，体重下降 10kg，目前体重 40kg，双上肢肌力 3 级，双下肢肌力 4 级。身体虚弱、乏力，不能自行变换卧位，无家属陪伴。该患者需要定时变换卧位吗？为什么？护士应如何协助患者变换卧位？

参考模拟临床情境 2：

患者李某，男，28 岁，因车祸急诊入院，出现胸闷、气促、出冷汗、脉细速、血压 60/40mmHg。值班护士应立即为患者安置什么卧位？如何安置该卧位？

三、实施要求与建议

1. 正确运用人体力学原理，做到动作轻稳、配合协调。
2. 操作方法正确、步骤有序。
3. 尊重、关心患者，并保证患者安全。
4. 讨论协助患者采取各种卧位及更换卧位时应注意的问题。

四、实习用物

床（多功能床）、软枕、小棉垫。

五、操作流程与方法

（一）协助患者移向床头法

操作流程	操作方法
评估解释 ↓	● 双向核对患者床号、姓名、腕带 ● 向患者解释目的和配合方法 ● 评估患者一般状况、合作程度，特殊需要等
护士准备 ↓	● 护士：着装整洁，洗手
患者准备 ↓	● 固定床轮，按需妥善安置各种导管、折叠盖被 ● 根据病情放平靠背架，枕头横立于床头
一人协助法	● 适用于半自理的患者
取位 ↓	● 患者仰卧屈膝
移向床头 ↓	● 嘱患者双手握住床头栏杆，双脚蹬床面；护士一手托住肩背部，另一手在臀部提供助力，使其移向床头
二人协助法	● 适用于不能自理的患者
取位 ↓	● 患者仰卧屈膝
合力上移 ↓	● 两护士分别站于床两侧，对称交错托起患者肩和臀部，或一人托肩及腰，另一人托背和臀，同时用力，协调一致将患者移向床头
整理归位	● 放回枕头，协助患者取合适卧位，整理床铺

（二）协助患者翻身侧卧法

操作流程	操作方法
评估解释 ↓	● 双向核对患者床号、姓名、腕带 ● 向患者解释目的和配合方法 ● 评估患者一般状况、合作程度，询问患者有无特殊需要
护士准备 ↓	● 护士：着装整洁，洗手 ● 根据需要准备软枕、小棉垫等用物
患者准备 ↓	● 固定床轮，按需妥善安置各种导管、折叠盖被 ● 必要时可放平靠背架（病情允许）
取位	● 患者仰卧，协助患者两手放腹部，两腿屈曲
一人协助法	● 适用于体重较轻的患者
移至床缘 ↓	● 拉起对侧床栏 ● 先后将患者双下肢、肩、腰、臀部向护士侧移动
翻向对侧	● 一手扶肩，一手扶膝，轻推患者转向对侧，使其背向护士
二人协助法	● 适用于体重较重或病情较重的患者
移至床缘 ↓	● 拉起对侧床栏 ● 两护士站床同一侧，一人托住患者的颈肩部和腰部，另一人托住臀部和腘窝部，两人同时将患者抬起并移近自己

续表

操作流程	操作方法
翻向对侧 ↓	● 分别托扶患者的肩、腰、臀和膝部，轻轻将患者翻向对侧
置软枕 ↓	● 按侧卧位要求妥善安置患者肢体，正确放置软枕（胸前、后背、两腿间），按需在易受压部位放置小棉垫，使患者舒适、安全 ● 按需拉起或放下床栏
观察记录	● 按需进行皮肤观察和护理，记录并交班，洗手

六、练　习　题

1. 护士小李协助患者老王移向床头，以下的操作方法中**错误**的一项是________（单选题）
   A. 移动患者前视病情放平靠背架　　B. 取下枕头立于床头
   C. 护士一手伸入患者肩下，另一手托臀部　　D. 请患者双手握住床头栏杆
   E. 护士、患者协作配合，同时开始上移
2. 胎膜早破的产妇，可采用的卧位是________（单选题）
   A. 头高脚低位　　B. 去枕平卧位　　C. 头低脚高位
   D. 膝胸位　　E. 屈膝仰卧位
3. 肩部约束带主要限制患者________（单选题）
   A. 头部活动　　B. 坐起　　C. 上肢活动
   D. 翻身　　E. 移向床尾
4. 为患者行直肠指检，宜取的体位为________（单选题）
   A. 仰卧位　　B. 蹲位　　C. 侧卧位　　D. 俯卧位　　E. 端坐位
5. 为患者取头低脚高位，用木墩或其他支托物垫高床尾________（单选题）
   A. 10~15cm　　B. 15~30cm　　C. 30~40cm　　D. 40~50cm　　E. 50~60cm
6. 预防患者脑水肿，降低颅内压时应采用的卧位是________（单选题）
   A. 头低足高位　　B. 头高足低位　　C. 截石位
   D. 俯卧位　　E. 仰卧位
7. 腹腔感染术后患者取半坐卧位是为了________（单选题）
   A. 使膈肌升高，腹腔扩大　　B. 利于引流，使炎症局限
   C. 防止腹胀　　D. 使切口张力增加
   E. 减少术后出血
8. 急性左心衰竭的患者采取半坐卧位，其作用是________（多选题）
   A. 减少下肢血液回流　　B. 减轻心脏负担　　C. 使膈肌下降
   D. 利于呼吸活动　　E. 增加心肌收缩力
9. 下列协助患者翻身的方法，符合要求的是________（多选题）
   A. 为输液患者翻身，翻身后检查导管是否通畅
   B. 为牵引患者翻身，不放松牵引
   C. 为手术患者翻身，翻身后检查并更换敷料
   D. 给颅脑手术后患者翻身，头部不卧于患侧
   E. 翻身间隔时间一般以 4 小时为宜
10. 休克患者仰卧时抬高头、胸和下肢的目的是________（多选题）

A. 有利于静脉回流　　B. 增加有效循环血量　　C. 有利于呼吸
D. 增加肺通气量　　E. 有利于患者体位舒适

七、自我评价与反思

1. 你认为在给患者安置各种卧位或更换卧位时应遵循哪些原则？如何保证其舒适、安全？

2. 你认为应如何结合病情为患者安置卧位？如患者身上带有多种导管时，应如何协助其翻身或移向床头？

17 实习 17 卧有患者床更单术

一、实 习 目 的

1. 掌握卧有患者床整理(扫床)术。
2. 掌握卧有患者床整理更单术。
3. 熟悉卧有患者床整理(扫床)和更单术的注意事项。
4. 熟悉卧有患者床整理(扫床)和更单术的异同点。
5. 熟悉卧有患者床整理(扫床)和更单时的护患沟通方法。

二、实 习 方 法

1. 2~3 人一组,练习卧有患者床整理(扫床)术。
2. 2~3 人一组,练习卧有患者床更单术。

参考模拟临床情境 1:

患者章某,男,50 岁,行"胆总管切开取石,T 管引流"术后第 1 天。主诉:切口疼痛,出汗多,大单上沾有污迹。该患者需要更换大单吗?如何实施?如何保证患者安全?

参考模拟临床情境 2:

患者吴某,男,78 岁,脑卒中后导致偏瘫,长期卧床。床上较为凌乱,床单上细屑较多。如何协助该患者整理床单位?如何保证患者安全?

三、实施要求与建议

1. 正确运用人体力学原理,做到动作轻稳,省时、节力。
2. 操作方法正确、步骤有序、过程完整,符合"平、整、紧、美"的要求。
3. 有效沟通,关心爱护患者,体现爱伤观念。
4. 讨论卧有患者床整理(扫床)和更单术的异同点。
5. 讨论卧有患者床整理(扫床)和更单的注意事项。

四、实 习 用 物

1. 清洁的大单、中单、被套、枕套、衣裤等。
2. 污衣袋。

3. 浸有消毒液的扫床巾或扫床刷。
4. 速干手消毒剂。
5. 必要时备便器及便器巾。

五、操作流程与方法

(一) 卧有患者床整理(扫床)术

操作流程	操作方法
评估解释 ↓	● 双向核对患者床号、姓名,腕带 ● 向患者解释目的和配合方法 ● 评估患者一般情况、病情、是否需使用便器等 ● 评估环境:周围有无患者治疗或进餐
护士准备 ↓	● 护士:着装整洁,洗手,戴口罩 ● 环境:必要时关闭门窗或拉上隔帘 ● 用物:备扫床巾(刷)于护理车上层,置便器及便器巾于护理车下层
移开桌椅 ↓	● 移开床旁桌、椅,病情允许时放平床头及床尾支架 ● 拉起对侧床栏
松被翻身 ↓	● 松开床尾盖被,枕头移向对侧,协助患者翻身至对侧,松开近侧各层床单
清扫各单 ↓	● 分别扫净近侧中单、橡胶中单后搭在患者身上 ● 自床头至床尾扫净近侧大单上碎屑
逐层铺单 ↓	● 将近侧各单逐层拉平铺好 ● 枕头移向近侧,协助患者翻身至近侧 ● 拉起近侧床栏
清扫对侧 ↓	● 转至对侧,放下床栏,同法清扫各单并拉平、铺好
整理盖被 ↓	● 移枕头至中间,协助患者平卧,将棉胎与被套拉平,折被筒,为患者盖好
拍松枕头 ↓	● 取下枕头,拍松、整理后放回患者头下
归位清理	● 按需协助患者取舒适卧位,按需拉起或放下床栏 ● 移回床旁桌椅,整理用物,归还原处 ● 洗净双手,脱口罩,必要时记录

(二) 卧有患者床更单术

操作流程	操作方法
评估解释 ↓	● 双向核对患者床号、姓名,腕带 ● 向患者解释目的和配合方法 ● 评估患者一般情况、病情、是否需使用便器等 ● 评估环境:周围有无患者治疗或进餐
护士准备 ↓	● 护士:着装整洁,洗手,戴口罩 ● 环境:必要时关闭门窗或拉上隔帘 ● 用物:备清洁被单、衣裤、中单(或一次性中单)、扫床巾(刷)于护理车上层,置便器及便器巾于护理车下层

续表

操作流程	操作方法
移开桌椅 ↓	● 移开床旁桌、椅，病情允许时放平床头及床尾支架
由近至远法	
松被翻身 ↓	● 拉起对侧床栏，松开床尾盖被 ● 枕头移向对侧，协助患者翻身至对侧
卷单扫床 ↓	● 松开近侧各层床单，将布中单向上卷塞于患者身下，扫净橡胶中单后搭在患者身上，将大单也向上卷至患者身下 ● 扫净床上碎屑
铺近侧单 ↓	● 铺清洁大单，中线对齐，展开近侧大单半幅，将对侧半幅卷紧塞于患者身下 ● 同备用床法铺好近侧大单 ● 从患者身上将橡胶单拉下，铺清洁中单于橡胶单上，侧近部分拉至床缘，对侧部分向上卷至患者身下；将近侧橡胶单和中单边缘塞于床垫下
移枕翻身 ↓	● 移枕头至近侧，协助患者翻身面向护士 ● 拉起近侧床栏，护士转至对侧，放下对侧床栏
同法铺对侧 ↓	● 同法按顺序卷撤对侧各层污单，扫净床上碎屑 ● 依次拉平并铺好清洁大单、橡胶中单和清洁中单 ● 移枕头至中间，协助患者平卧
由头至尾法	
松单去枕 ↓	● 俩护士分别站床两侧，松开床尾盖被及两侧大单、中单，横卷成筒状并塞至患者肩下 ● 一人托起患者头颈部，一人迅速取出枕头，放于床尾椅
横卷铺单 ↓	● 两护士协同合作，一人分别托起患者头肩部、上半身、臀部，一人迅速将污大单横卷下拉撤出，同时将清洁大单横卷处下拉至床尾，橡胶中单放床尾椅背上，污单丢入污衣袋内，分别展平大单铺好
套枕铺中单 ↓	● 一人套枕套为患者枕好，一人备橡胶中单、布中单，并先铺一侧，余半幅塞于患者身下，抬起患者胸部，另一人迅速从患者身下拉出，展开铺好
更换被套 ↓	● 解开被套系带，取出棉胎平铺在污被套上，将内面向外的清洁被套铺于棉胎上，翻转拉出清洁被套及棉胎的被角，边套边撤，将污被套丢入污衣袋内 ● 整理盖被，折成被筒为患者盖好
更换枕套 ↓	● 取出枕头，更换枕套，拍松后放回患者头下
归位清理 ↓	● 按需协助患者取舒适卧位，按需拉起或放下床栏 ● 移回床旁桌椅，整理用物，归还原处 ● 洗净双手，脱口罩，必要时记录

六、练 习 题

1. 关于卧有患者床更单操作，<u>不妥</u>的是________（单选题）
   A. 半卧位患者病情许可者，暂将床头支架放平
   B. 协助患者翻身向对侧卧，枕头移向对侧
   C. 意识不清者应设有床栏，以防坠床
   D. 应先换好对侧各单，再换近侧各单
   E. 操作应省时、节力，使患者舒适安全

2. 为卧有患者床更单的目的包括________（多选题）

A. 使病室整洁美观　　B. 使病床平整无皱褶　　C. 使患者舒适

D. 观察病情　　E. 预防压疮

3. 进行卧有患者床扫床时，以下方法正确的是________（多选题）

A. 先评估病室环境及患者病情　　B. 操作前移开床旁桌、椅

C. 协助患者翻身侧卧，背向护士　　D. 可在患者进餐时进行操作

E. 逐层扫净床上各单

4. 为带有T管引流的术后患者更换床单，正确的是________（多选题）

A. 摇起床头支架约30°　　B. 翻身时保证导管留有足够长度

C. 翻身前妥善固定导管并夹闭　　D. 换单时避免牵拉导管

E. 随时观察病情变化

七、自我评价与反思

1. 你认为在为卧床患者更换床单、被套时应如何保障患者的舒适和安全？
2. 当患者身上带有多种导管时，更换床单时应注意什么？
3. 如何评价为卧床患者更换床单、整理床单的效果？如何体现对患者的关怀？

18 实习18 护送患者技术

一、实习目的

1. 掌握平车护送患者术。
2. 掌握轮椅护送患者术。
3. 熟悉用平车和轮椅运送患者技术的注意事项。
4. 了解挪动法、单人法、二人法、三人法和四人法搬运患者的异同点。
5. 熟悉搬运和护送患者时的护患沟通。

二、实习方法

1. 3~4 人一组，互扮护士和患者，相互练习平车护送患者术（分别用挪动法、单人法、二人法、三人法和四人法搬运）。

2. 2~3 人一组，练习轮椅护送患者术。

3. 根据模拟临床情境 / 病例练习搬运和护送患者时的护患沟通。

参考模拟临床情境 1：

患者陈某，男，45 岁，左下肢胫腓骨骨折后行石膏固定，医嘱要求护送患者去放射科行 X 线拍摄，复查骨折愈合情况。

参考模拟临床情境 2：

患者柴某，女，58 岁，因体检发现"右乳肿块"行"右乳肿块切除术"，术中冰冻示恶性，遂在全麻下行"右乳癌根治术"，手术后由平车推回病房。

三、实施要求与建议

1. 正确运用人体力学原理，做到动作轻稳，省时、节力。
2. 操作方法正确、步骤有序、过程完整。
3. 沟通有效，关心爱护患者，保证患者的安全和舒适。
4. 讨论挪动法、单人法、二人法、三人法和四人法搬运患者的异同点。
5. 讨论用平车和轮椅运送患者技术的注意事项。

四、实习用物

1. 平车（上铺床单，按季节加铺褥垫），枕头，盖被。

2. 必要时备布中单。
3. 轮椅。
4. 保暖外穿衣,患者拖鞋或布鞋。

五、操作流程与方法

(一) 平车运送法

操作流程	操作方法
评估解释 ↓	● 双向核对患者床号、姓名、腕带,评估患者病情及平车性能 ● 向患者或家属解释目的 ● 询问患者有无特殊需要
准备 ↓	● 护士:着装整洁,洗手 ● 用物:置枕头、盖被等于平车上,按需准备病历、术中用药等
安置导管 ↓	● 安置患者身上的有关导管,避免脱落、受压或液体逆流,需要时夹管
挪动法	● 适用于病情许可、能适当配合的患者
移椅松被 ↓	● 移开床旁桌椅,松开盖被,嘱患者自行移至床边
安置平车 ↓	● 将平车推至床旁与床平行,使平车紧靠床边,并抵住平车或将闸制动
移向平车 ↓	● 协助患者按上半身、臀部、下肢的顺序向平车挪动,让患者头部卧于大轮端 ● 自平车移回床上时,先助其移动下半身,再移动上半身
单人搬运法	● 适用于小儿或体重较轻,且病情允许者
移椅松被 ↓	● 将床旁椅移至对侧床尾,松开盖被
安置平车 ↓	● 推平车至床尾,并使平车头端与床尾呈钝角
抱起患者 ↓	● 护士两脚前后稍屈膝,一手自患者腋下插入至对侧肩外侧,一手插至对侧大腿下,嘱患者双臂交叉依附于搬运者颈部,抱起患者
搬向平车	● 移步转向平车,放低前臂于平车上,使患者平卧
二人搬运法	● 适用于病情较轻,但不能自行活动者
安置平车 ↓	● 同一人搬运法移床旁桌椅、松盖被,放妥平车
托起患者 ↓	● 两护士站于床的同侧,甲一手臂托住患者颈肩部,一手托住腰部;乙一手托住患者臀部,一手托住腘窝处,合力抬起
搬至平车	● 二人同时移步转向平车,使患者平卧
三人搬运	● 适用于病情较轻,但不能自行活动者
安置平车 ↓	● 同一人搬运法移床旁桌椅、松盖被,放妥平车
托起患者 ↓	● 三护士站于床的同侧,甲托住患者的头和颈肩部,乙托住患者的背、臀部,丙托住患者的腘窝和小腿处,合力抬起

续表

操作流程	操作方法
搬至平车	● 三人同时移步转向平车，使患者平卧
四人搬运法	● 适用于颈、腰部骨折，体重较重或病情较重者
移椅垫单 ↓	● 移开床旁桌椅，在患者身下铺一布中单或大单
安置平车 ↓	● 使平车与病床纵向紧靠在一起，调整床面与平车平齐
托起患者 ↓	● 甲站于床头托住患者的头及肩部；乙站于床尾托住患者的两腿；另外二人分别站于平车及病床的两侧，抓住中单四角
搬至平车 ↓	● 四人合力同时抬起患者，轻轻放于平车中央
安置卧位 ↓	● 安置患者于合适卧位，盖好大单或盖被，边缘部分向内折叠
整理床铺 ↓	● 整理床单位
运送患者	● 拉上平车床栏，松闸，护送患者去目的地

（二）轮椅运送法

操作流程	操作方法
评估解释 ↓	● 双向核对患者床号、姓名、腕带，评估患者病情及活动能力 ● 检查轮椅性能是否良好 ● 向患者或家属说明目的
准备 ↓	● 护士：着装整洁，洗手 ● 用物：备好轮椅，必要时备毛毯或保暖外衣
放置轮椅 ↓	● 推轮椅至床边，椅背与床尾平齐，面向床头或呈 45°
固定轮椅 ↓	● 将车闸制动，翻起踏脚板
扶助起床 ↓	● 扶患者坐起，协助穿衣及鞋
协助坐椅 ↓	● 将双臂伸入患者肩下，协助其慢慢下床，并一起转向轮椅，使患者坐入轮椅，放下踏脚板
松闸推椅 ↓	● 松闸后推患者至目的地
协助回床 ↓	● 推轮椅至床边，椅背与床尾平行或呈 45°，拉车闸固定 ● 翻起脚踏板，站在患者面前，让患者双手放于护士肩上，扶住患者的腰部，用膝盖顶住患者的膝部，协助患者坐于床缘
归位整理	● 协助患者取舒适卧位，盖好被子，观察病情 ● 整理床单位，轮椅推回原处放置 ● 必要时记录

六、练 习 题

1. 用挪动法搬运患者时，**不妥**的是________（单选题）
 A. 使平车头端与床尾呈钝角
 B. 嘱患者自行移至床边
 C. 协助患者按上半身、臀部、下肢的顺序向平车挪动
 D. 让患者头部卧于大轮端
 E. 自平车移回床上时，先助其移动下半身，再移动上半身
2. 在使用轮椅运送患者的过程中，**不恰当**的做法是________（单选题）
 A. 上、下轮椅应先拉起车闸，翻起踏脚板
 B. 运送过程中应随时观察病情
 C. 上坡或过门槛时应翘起前轮
 D. 下坡应减速
 E. 坐轮椅时患者重心应向前，便于推行
3. 单人搬运患者时，平车放置的适宜位置是________（单选题）
 A. 平车与床平行
 B. 平车头端与床尾呈钝角
 C. 平车头端与床头呈钝角
 D. 平车尾端与床尾呈钝角
 E. 平车头端与床尾呈锐角
4. 运送患者的过程中**不正确**的是________（单选题）
 A. 保持车速平稳
 B. 患者头部要卧于大轮端
 C. 护士要站在患者脚侧，以利于观察病情
 D. 保持引流管及输液管通畅
 E. 运送骨折患者时，车上要垫木板，并将骨折部位固定好
5. 患者王某，57 岁，因颈椎骨折住院，现需送 CT 室检查，搬运患者时应采用________（单选题）
 A. 单人搬运
 B. 二人搬运
 C. 三人搬运
 D. 四人搬运
 E. 挪动法
6. 用平车运送输液患者时正确的是________（多选题）
 A. 上坡时头在后
 B. 下坡时头在前
 C. 使患者躺卧在平车中间
 D. 做好输液穿刺部位的固定
 E. 输液瓶 / 袋位置不可过低
7. 使用平车运送患者，正确的是________（多选题）
 A. 单人搬运术适用于小儿或体重较轻者
 B. 二人或三人搬运术应使平车头端与床尾呈钝角
 C. 单人搬运术应使平车与病床纵向紧靠在一起
 D. 四人搬运法适用于颈、腰部骨折患者
 E. 平车上下坡时，患者头部应位于高处
8. 用轮椅运送患者，正确的是________（多选题）
 A. 置轮椅应椅背与床头平齐，面向床尾
 B. 患者上轮椅时应翻起踏脚板
 C. 嘱患者尽量向前坐，勿向后倾斜
 D. 推轮椅时应放下踏脚板
 E. 助患者下轮椅，椅背与床尾平行

七、自我评价与反思

1. 平车运送患者时搬运患者的方式有几种？分别适用于什么样的患者？
2. 你认为使用轮椅、平车运送患者时应如何保证患者安全、舒适？
3. 结合你练习的经验，说说使用轮椅、平车运送患者时应注意哪些问题？

19 实习 19 保护具应用

一、实 习 目 的

1. 了解保护具的适用范围。
2. 明确保护具的使用原则。
3. 掌握常用保护具(床挡、四肢约束带、肩部和膝部约束带)的使用方法。
4. 熟悉双套结打法及肩部和膝部约束用大单折叠法。

二、实 习 方 法

1. 2~3 人一组,练习常用保护具(床挡、四肢约束带、肩部和膝部约束带)的使用方法。
2. 根据模拟临床情境 / 病例练习护患沟通。

参考模拟临床情境:

患者田某,男,42 岁,因车祸致"脑外伤",在全麻下行"硬膜下血肿清除术",术后患者被送至重症监护室监护,患者意识模糊,四肢不自主活动(躁动)。患者是否需要运用保护具?如何正确运用?

三、实施要求与建议

1. 评估患者面临的安全问题。
2. 根据保护具使用的原则,选择合适的保护具并能给患者正确使用。
3. 讨论使用保护具的原则和注意事项。

四、实 习 用 物

常见保护具:宽绷带(腕部约束带)、肩部约束带、膝部约束带、大单、棉垫、床栏等。

五、操作流程与方法

操作流程	操作方法
评估解释 ↓	● 双向核对患者床号、姓名、腕带,评估患者一般状况、安全风险等 ● 向患者和(或)家属解释保护具使用的目的和方法,取得同意与配合

续表

操作流程	操作方法
护士准备 ↓	● 护士:着装整洁,洗手 ● 用物:根据患者需要准备所需保护具,熟悉保护具使用方法
腕 / 踝约束 ↓	● 用于固定手腕及踝部 ● 用棉垫包裹手腕和踝部,用宽绷带打成双套结,套在棉垫外,稍拉紧使之不脱出,然后将绷带系于床缘 ● 或用腕部约束带直接套于患者腕部,将系带系于床缘
肩部约束 ↓	● 用于固定肩部,限制患者坐起 ● 枕头横立床头 ● 大单法:将斜折成长条的大单放在患者的肩背部下,将带的两端由腋下经肩前绕至肩后从横在肩下的单子上穿出,再将两端系于床头横栏上 ● 专用肩部约束带法:患者两侧肩部套上袖筒,腋窝衬棉垫,两袖筒上的细带在胸前打结固定,将两条长带系于床头
膝部约束 ↓	● 用于固定膝部,限制患者下肢活动 ● 大单法:将斜折成长条的大单横放在患者两膝下,拉着宽带的两端向内侧压盖在膝上,并穿过膝下的横带,拉向外侧使之压住膝部,将两端系于床缘 ● 专用膝部约束带法:两膝、腘窝衬棉垫,将约束带横放于两膝上,宽带下的两头系带各固定一侧膝关节,然后将宽带系于床缘
观察记录	● 检查患者肢体是否处于功能位,将呼叫对讲器放在患者手部可及之处(清醒患者) ● 观察受约束肢体的末梢循环 1 次 /15 分钟,放松约束带 1 次 /2 小时,及时协助患者翻身和进行皮肤护理 ● 记录使用保护具的原因、目的、时间、每次观察结果、护理措施及解除约束的时间

六、练 习 题

1. 下列需使用保护具的患者是________(单选题)

   A. 高热　　B. 剧烈腹痛
   C. 出血性休克　　D. 谵妄
   E. 呼吸困难

2. 防止躁动不安患者坠床应使用________(单选题)

   A. 床挡　　B. 肩部约束带
   C. 膝部约束带　　D. 腕部约束带
   E. 踝部约束带

3. 用约束带约束四肢时可采用________(单选题)

   A. 连环结　　B. 死结　　C. 滑结
   D. 双套结　　E. 方结

4. 下列保护具运用正确的是________(多选题)

   A. 使用前应向患者及家属说明使用保护具的原因、目的和方法
   B. 保护性约束措施只能短期使用
   C. 观察受约束肢体的末梢循环 1 次 /2 小时
   D. 使用时应保证肢体各关节处于功能位置
   E. 记录使用保护具的原因、时间、每次观察结果

七、自我评价与反思

1. 你认为哪些患者需要使用保护具?
2. 你认为患者及家属对使用保护具会有何想法?
3. 在给患者使用保护具时应如何做到保护患者安全和舒适? 如何体现对患者的关怀?

实习 20 床上洗头术

一、实习目的

1. 掌握为卧床患者进行床上洗头的方法。
2. 熟悉床上洗头术的注意事项。
3. 熟悉为卧床患者进行床上洗头的护患沟通。

二、实习方法

1. 根据模拟临床情境 / 病例练习床上洗头时的护患沟通。
2. 2~3 人一组，互扮护士和患者，相互练习床上洗头术的卧位安置和洗头方法。

参考模拟临床情境：

患者李某，女，56 岁，营业员，因下肢骨折行牵引卧床一周，自述头痒，头发有汗臭味，有洗头愿望。

三、实施要求与建议

1. 正确运用节力原理，洗发过程动作轻稳。
2. 操作方法正确、步骤有序、过程完整，不沾湿衣被。
3. 沟通有效，关心爱护患者，保证患者的安全、舒适。
4. 讨论床上洗头的注意事项。

四、实习用物

1. 治疗车内备　洗头车（或洗头盆）、浴巾、橡胶中单、洗发剂、冲洗壶或水杯、脸盆、水桶、水壶（内盛温水 40~45℃）。

2. 治疗盘内备　不吸水棉球 2 个、纱布（可用眼罩代替）、梳子（可由患者自备）、发油或 30% 乙醇、电吹风、纸袋。

3. 枕头（视病情需要）。
4. 屏风（必要时）。
5. 便器及便器巾（按需备）。
6. 护肤霜（按需备）。

五、操作流程与方法

操作流程	操作方法
评估解释 ↓	● 双向核对患者床号、姓名、腕带，评估患者头发及病情 ● 向患者及家属解释目的和配合方法 ● 询问患者是否需使用便器，需要时给予协助
准备 ↓	● 护士：着装整洁，洗手 ● 环境：调节室温至（24±2）℃，必要时使用屏风或拉上隔帘 ● 用物：备齐用物置于治疗车上
垫巾围巾 ↓	● 将橡胶中单及浴巾垫于患者头及肩下 ● 松开患者衣领向内反折，将毛巾围于颈部，用别针固定
取位 ↓	● 患者仰卧，移枕于肩下
置洗头盆 ↓	● 将洗头车的头托（或洗头盆）置于患者头下，接污水桶
护耳和眼 ↓	● 用眼罩或纱布盖于两眼上 ● 不吸水棉球塞入耳道
洗发至净 ↓	● 梳理头发后用温水湿润头发，倒洗发剂于掌心，搓揉出泡沫后涂遍头发；用指腹部反复揉搓头皮和头发；梳去落发，置于纸袋中；用温水冲净头发
包发擦干 ↓	● 解下颈部毛巾，包住头发并擦干
撤盆去罩 ↓	● 撤去洗头车的头托（或洗头盆），除去耳内棉球及眼罩或纱布 ● 擦干患者额面部，酌情使用护肤霜
移枕归位 ↓	● 助患者卧于床正中，将枕、橡胶单、大毛巾一起移回至头部 ● 用包头的毛巾揉搓头发
梳理头发 ↓	● 吹干头发后梳理成患者习惯的发型
整理用物	● 协助患者取舒适卧位 ● 整理床单位，清理用物 ● 洗手后记录

六、练　习　题

1. 进行床上洗头，不妥的是________（单选题）
   A. 操作前向患者解释洗头目的　　B. 调节室温至 18±2℃
   C. 助患者仰卧，移枕于肩下　　D. 用眼罩或纱布盖于两眼上
   E. 用不吸水棉球塞入耳道
2. 不宜在床上洗发的患者是________（单选题）
   A. 下肢骨折牵引　　B. 长期卧床　　C. 肥胖
   D. 消瘦　　E. 生命体征不稳定
3. 床上梳发遇有头发打结成团时，可________（单选题）
   A. 用温水湿润后梳理　　B. 用 30% 乙醇湿润后梳理

C. 用70%乙醇湿润后梳理

D. 用95%乙醇湿润后梳

E. 从发根向发梢慢慢梳理

4. 为卧床患者洗发，水温宜调至________（单选题）

A. 30~35℃　B. 35~40℃　C. 40~45℃　D. 45~50℃　E. 55~60℃

5. 为卧床患者洗发正确的是________（多选题）

A. 洗发时间不宜过长

B. 随时观察面色、脉搏变化

C. 出现呼吸异常应加快洗发

D. 冬季不宜洗发

E. 洗后立即擦干，防止着凉

七、自我评价与反思

1. 你认为给患者进行床上洗头时应注意哪些问题?
2. 如患者在洗头过程中突然发生病情变化应如何处理?

21 实习21 床上擦浴术

一、实习目的

1. 掌握为卧床患者进行床上擦浴的方法。
2. 熟悉床上擦浴术的注意事项。
3. 熟悉为卧床患者进行床上擦浴的护患沟通。

二、实习方法

1. 根据模拟临床情境 / 病例练习床上擦浴时的护患沟通。
2. 3~4 人一组，为模拟患者实施床上擦浴。

参考模拟临床情境：

患者张某，女，52 岁，脑卒中，生命体征稳定，意识清楚，右侧肢体瘫痪，皮肤有污垢，衣服凌乱，散发汗臭味。

三、实施要求与建议

1. 正确运用节力原理，擦浴过程动作轻稳、省时、有效。
2. 操作方法正确、步骤有序、过程完整，不沾湿衣被。
3. 沟通有效，关心爱护患者，保证患者的安全、舒适，无病情变化。
4. 讨论床上擦浴的注意事项。

四、实习用物

1. 治疗车上备　清洁衣裤、清洁大单、被套、枕套（必要时）、浴巾、小毛巾（患者自备）、梳子、浴皂（或沐浴液）、小剪刀、脸盆、爽身粉、便器及便器巾（必要时）、水桶 2 只（一只盛热水，水温 50~52℃，另一只盛污水）、润肤品（按需备）。

2. 屏风或隔帘。

3. 模拟人 1 具。

五、操作流程与方法

操作流程	操作方法
评估解释 ↓	● 双向核对患者床号、姓名、腕带，评估患者病情，确定擦浴时间 ● 向患者及家属解释目的和配合方法 ● 询问患者是否需使用便器，需要时给予协助
准备 ↓	● 护士：着装整洁，洗手 ● 环境：关闭门窗，围好屏风或拉上隔帘，调室温至（24±2）℃ ● 用物：备齐用物置于治疗车上
倒水调温 ↓	● 根据病情放平床头及床尾支架，松开床尾盖被 ● 将脸盆放于床旁桌上，倒入热水至 2/3 盆，测试水温
洗脸擦颈 ↓	● 将微湿小毛巾包在右手上，为患者洗脸及颈部，再用较干毛巾依次擦洗一遍（眼内眦、眼外眦、额部、颊部、鼻翼、人中、耳后、下颌、颈部）
脱衣垫巾 ↓	● 按更衣术协助患者脱下衣服，在擦洗部位下铺浴巾
擦洗上肢 ↓	● 换毛巾 ● 由远心端向近心端擦洗上肢（湿毛巾、涂浴皂、清洗两遍、浴巾擦干按摩），注意洗净腋窝 ● 洗净患者双手及指间 ● 擦洗完近侧上肢后，同法擦洗对侧上肢
擦胸腹部 ↓	● 擦洗胸部，乳房应环形用力，注意洗净乳房下皱褶 ● 腹部以脐为中心，顺结肠走向擦洗 ● 胸部用浴巾遮盖，防止患者受凉
擦背臀部 ↓	● 协助患者侧卧背向护士，浴巾一半铺于患者身下，一半盖于患者上半身 ● 依次擦洗后颈部、背臀部 ● 擦洗后进行背部按摩，穿好上衣
擦洗下肢 ↓	● 嘱患者平卧，协助其脱裤，浴巾铺于下肢下 ● 擦洗下肢 ● 洗净双足
擦洗会阴 ↓	● 换水、换盆、换毛巾 ● 擦洗会阴后穿好裤子
整理用物	● 根据需要修剪指（趾）甲，为患者梳发 ● 整理床单位，安置患者于舒适体位，开窗通风 ● 洗手后记录

六、练 习 题

1. 床上擦浴的目的**不包括**________（单选题）
   A. 促进血液循环　　B. 清洁舒适　　C. 预防过敏性皮炎
   D. 观察病情　　E. 增强皮肤排泄
2. 在床上擦浴过程中患者突然面色苍白出冷汗，主诉感寒战、心慌，护士应________（单选题）
   A. 加快速度，尽早完成擦浴　　B. 请家属协助一起擦浴
   C. 停止操作为患者保暖　　D. 鼓励患者做深呼吸

E. 边擦洗边通知医生

3. 为一位右上肢正在输液的患者进行床上擦浴，更衣时应________（单选题）
   A. 先脱左侧，后脱右侧，先穿左侧，后穿右侧
   B. 先脱右侧，后脱左侧，先穿左侧，后穿右侧
   C. 先脱左侧，后脱右侧，先穿右侧，后穿左侧
   D. 先脱右侧，后脱左侧，先穿右侧，后穿左侧
   E. 先脱右侧，后脱左侧，先穿右侧或左侧都可以
4. 为患者实施床上擦浴时，正确的是________（多选题）
   A. 饭后不宜马上擦浴
   B. 调节病室温度至（24±2）℃
   C. 协助患者脱衣应先脱远侧或患侧的衣袖
   D. 协助患者穿衣应先穿近侧或健侧的衣袖
   E. 擦眼时，应从内眦向外眦擦拭
5. 进行皮肤护理的目的是________（多选题）
   A. 清除污垢　　B. 保持皮肤干燥　　C. 促进血液循环
   D. 保护患者自尊　　E. 预防感染

七、自我评价与反思

1. 你认为擦浴中患者可能会有什么想法？如何体现对患者的关心和尊重？
2. 你认为擦浴中应注意观察什么？如何保障患者安全？
3. 如擦浴中患者出现体力不支等情况，你应该如何处理？

实习 22 口腔护理术

一、实 习 目 的

1. 熟悉口腔评估的内容和方法。
2. 掌握不同口腔清洁情况下患者应选用的漱口水种类。
3. 熟悉口腔常见问题的用药。
4. 掌握正确实施口腔护理术的方法。
5. 熟悉口腔护理时的护患沟通。

二、实 习 方 法

1. 根据模拟临床情境 / 病例练习口腔护理时的护患沟通。
2. 2 人一组,相互练习口腔状况的评估和实施口腔护理。

参考模拟临床情境:

患者李某,女,57 岁,“胃大部切除”术后第一天,生命体征稳定,留置胃管引流胃液,禁食。医嘱:口腔护理 2/ 日。

三、实施要求与建议

1. 严格遵守无菌原则。
2. 评估细致有序,能发现“患者”口腔卫生存在的问题。
3. 擦拭手法正确、到位,棉球无遗漏,患者感觉舒适。
4. 动作轻稳,体现爱伤观念。
5. 讨论其他需要进行口腔护理的患者类型。
6. 讨论口腔护理可能出现的问题及避免方法。

四、实 习 用 物

1. 无菌治疗碗 2 个、无菌弯血管钳 1 把、无菌短镊 1 把(包无菌包内备用)。
2. 浸湿漱口液的无菌棉球 20 个左右,无菌压舌板 2 支。
3. 清洁治疗盘 1 个、弯盘 1 个、吸水管 1 根、棉签 1 包、手电筒 1 个、液状石蜡适量、治疗巾 1 块、无菌纱布。

4. 必要时备特殊用药(石蜡油、溃疡涂膜或锡类散等)或开口器。

五、操作流程与方法

操作流程	操作方法
评估解释 ↓	● 双向核对患者床号、姓名、腕带 ● 向患者解释口腔护理的目的和注意问题 ● 评估患者一般状况、合作程度 ● 评估患者口腔状况;湿润口唇;嘱患者张口(昏迷或牙关紧闭者用开口器打开口腔并固定);借助手电筒和压舌板按照唇、齿、颊、腭、舌、咽顺序评估口腔情况 ● 询问患者有无特殊需要
准备 ↓	● 环境:清洁、宽敞 ● 护士:着装整洁,洗手,戴口罩 ● 用物:根据病情和评估结果准备用物,无菌取用治疗碗、弯血管钳和短镊、棉球、漱口液和纱布,备压舌板、手电筒、棉签等其他物品
再次查对 ↓	● 查对床号、姓名、腕带
体位准备 ↓	● 协助患者侧卧,面向护士(不能翻身者可将头偏向护士侧) ● 治疗巾铺于颌下,弯盘放于口角旁
擦拭口腔 ↓	● 协助患者用温开水漱口 ● 擦拭口唇,嘱患者张口,用压舌板轻轻撑开上侧颊部,用弯血管钳夹持棉球,依次由内向外沿牙缝纵向擦洗上牙列外侧面、内侧面、咬合面,下牙列外侧面、内侧面、咬合面,再弧形擦洗颊部;同法擦洗对侧 ● 擦洗硬腭部、舌面及舌下,最后再擦洗口唇 ● 帮助患者漱口,用治疗巾或纱布拭去口角处水渍 ● 清点棉球 ● 黏膜如有溃疡,酌情涂药于溃疡处;口唇干裂者涂以液状石蜡
整理 ↓	● 协助患者采取舒适卧位 ● 整理床单位、清理用物
记录	● 洗手,记录时间、评估患者情况及执行效果等

六、练　习　题

1. 患者口腔轻度感染有臭味时,宜选用________为漱口液(单选题)
   A. 生理盐水　　B. 0.1% 醋酸溶液
   C. 1%~4% 碳酸氢钠溶液　　D. 复方硼砂溶液
   E. 0.02% 呋喃西林溶液
2. 患者口腔有严重溃烂,并有血腥味时,宜选用________为漱口液(单选题)
   A. 生理盐水　　B. 复方硼砂溶液
   C. 1%~3% 过氧化氢溶液　　D. 2%~3% 硼酸溶液
   E. 1%~4% 碳酸溶液
3. 下列漱口溶液中,可用于口腔真菌感染治疗的是________(单选题)
   A. 复方硼酸溶液　　B. 1%~3% 过氧化氢溶液　　C. 0.1% 醋酸溶液
   D. 0.02% 呋喃西林溶液　　E. 1%~4% 碳酸氢钠溶液

4. 患者口腔溃烂分泌物的培养检验结果是铜绿假单胞菌，为患者进行口腔护理时应备________（单选题）

A. 1%~4% 碳酸氢钠溶液　　B. 复方硼砂溶液　　C. 生理盐水

D. 0.1% 醋酸溶液　　E. 0.02% 呋喃西林溶液

5. 一昏迷患者装有义齿，在口腔护理时，将其取下后的处理应是________（单选题）

A. 冷开水冲洗后，为其戴上，以维护患者自尊需要

B. 冷开水冲洗后，浸入冷开水备用

C. 冷开水冲洗后，浸入 75% 乙醇消毒备用

D. 热水冲洗后，浸入冷开水备用

E. 热水冲洗后，浸入 75% 乙醇消毒备用

七、自我评价与反思

1. 实习中，你既担任了"护士"，又体验了"患者"角色，有何体会？怎样才能让患者在接受口腔护理时感觉更舒适？

2. 你认为在为昏迷患者实施口腔护理时，如何能更好地保证其安全？

23 实习 23 背部皮肤护理术

一、实习目的

1. 掌握为卧床患者进行背部护理的方法。
2. 了解长期卧床患者实施背部护理的内容和意义。
3. 熟悉为卧床患者进行背部护理的注意事项。
4. 熟悉导致压疮发生的危险因素和预防措施。
5. 熟悉为患者实施背部护理的护患沟通。

二、实习方法

1. 根据模拟临床情境 / 病例练习为患者进行背部护理时的护患沟通。
2. 3~4 人一组，相互练习背部护理方法。

参考模拟临床情境：

患者孙某，女，75 岁，消瘦，脑卒中后右侧肢体偏瘫，肌力为 1 级；患者尿失禁。医嘱：预防压疮护理。

三、实施要求与建议

1. 正确运用节力原理，操作过程动作轻稳、省时、有效。
2. 操作方法正确、步骤有序、过程完整。
3. 沟通有效，关心爱护患者，保证患者的安全、舒适，无病情变化。
4. 讨论背部护理的注意事项。
5. 讨论易发压疮的危险因素和预防护理措施。

四、实习用物

1. 治疗车上备：清洁衣裤、被套、大单、脸盆（内盛 40~45℃温水）、浴巾、按摩油或膏、毛巾（患者自备）、润滑剂、便器与便器巾（按需备）。

2. 屏风（按需备）。

五、操作流程与方法

操作流程	操作方法
评估解释 ↓	● 双向核对患者床号、姓名、腕带,评估患者病情及自理能力 ● 向患者及家属解释目的和配合方法 ● 询问患者是否需使用便器,按需给予便器
准备 ↓	● 护士:着装整洁,洗手 ● 环境:围好屏风或拉上隔帘,关闭门窗,调室温至 21~26℃ ● 用物:备齐用物置于治疗车上
倒水调温 ↓	● 将盛有 1/2~2/3 盆温水的脸盆置于床旁桌或床旁椅上,调好水温
翻身铺巾 ↓	● 协助患者侧卧,使背部靠近并朝向护士 ● 浴巾一半铺于患者身下,一半盖于患者上半身
清洁背部 ↓	● 将小毛巾包裹于手上成手套状,依次擦洗患者的颈部、肩部及背部、臀部,力度适中
按摩背部 ↓	● 全背按摩:从尾骶部开始,沿脊柱旁向上至肩部,由外向下再转至由内而上,用掌侧大小鱼际作环形按摩;再用拇指指腹由尾骶部开始沿脊柱按摩至第七颈椎处 ● 局部按摩:沾少许按摩油或膏,用手掌大小鱼际部分紧贴皮肤,作压力均匀向心方向按摩,由轻到重,再由重到轻,每次约 3~5 分钟
擦干穿衣 ↓	● 用浴巾将皮肤上过多的按摩油或膏拭去 ● 撤去浴巾,协助患者穿衣
整理床铺 ↓	● 整理床单位,使床铺整洁、干燥,无皱褶 ● 使患者衣服平整,卧位舒适
整理记录	● 整理用物,开窗通风 ● 洗手,记录患者卧位和皮肤状况

六、练　习　题

1. 为患者进行背部护理**不妥**的是________(单选题)
   A. 操作时应围好屏风,关闭门窗　B. 调节室温至 18~22℃
   C. 将盛有温水的脸盆置于床旁桌或椅上　D. 协助患者俯卧或侧卧
   E. 用手掌大小鱼际部分进行按摩
2. 以下哪项**不是**关节活动范围练习的禁忌证________(单选题)
   A. 急性关节炎　B. 骨折　C. 肌腱断裂
   D. 高血压　E. 脱臼
3. Ⅰ期压疮的主要特点是________(单选题)
   A. 局部皮肤出现红肿热痛　B. 局部组织坏死　C. 皮下产生硬结
   D. 表皮有水疱形成　E. 浅表组织有脓液形成
4. 对压疮的处理,下列哪项处理**不妥** ________(单选题)
   A. 采用皮肤保护膜　B. 加强全身营养
   C. 将水疱表皮轻轻剪去　D. 定期协助翻身

E. 在无菌操作下抽出水疱内液体

5. 压疮发生的原因包括________（多选题）

A. 剪切力作用　　B. 皮肤经常受潮湿刺激

C. 翻身间隔时间 <2 小时　　D. 营养不良

E. 石膏固定时衬垫过紧

6. 以下预防压疮的措施正确的是________（多选题）

A. 保持床单、被套平整无皱褶　　B. 在受压部位贴保护膜

C. 按摩受压部位　　D. 定期协助翻身

E. 避免潮湿刺激

七、自我评价与反思

1. 你认为为患者实施背部护理对预防压疮有何意义？
2. 为患者实施背部护理时应注意哪些问题？

24

实习 24
生命体征测量术

一、实 习 目 的

1. 掌握体温、呼吸、脉搏和血压的正常值范围、测量方法和记录方法。
2. 熟知各项生命体征观察的主要内容。
3. 理解归纳引起各种血压测量误差的原因及后果。

二、实 习 方 法

1. 2 人一组,相互练习体温、呼吸、脉搏和血压的正确测量和记录。
2. 提供预设好的体温计读数,让学生练习正确体温计读数。
3. 在实训室分大组进行集体分发体温计和体温计消毒的练习。

参考模拟临床情境 1:

患者李某,男,58 岁,胆囊切除术后第一天,医生医嘱:测体温、脉搏、呼吸和血压 q4h。

参考模拟临床情境 2:

患者郭某,女,30 岁,已婚,停经 3 个月,今因突发腹部疼痛急诊入院。医生医嘱:测血压、脉搏 qh。

三、实施要求与建议

1. 态度认真、解释恰当,体现对患者的关爱。
2. 方法正确、操作规范、测量数值准确。
3. 动作轻稳,不损坏物品。
4. 复习各种异常生命体征的特点和临床表现。
5. 讨论对不同患者和不同情况应采用的体温测量方法。
6. 讨论生命体征测量的注意要点及影响测量准确性的因素。

四、实 习 用 物

1. 有盖方盘(内垫 75% 乙醇纱布),内有备用体温计若干或者耳式红外测温计,弯盘(内垫纱布),治疗盘(内垫纱布),消毒液纱布,体温篮,卫生纸、润滑油、棉签、探测器保护罩。

2. 有盖消毒液容器，有盖冷开水容器。
3. 有盖方盒，内有预设不同读数的水银体温计若干，另备正确读数值。
4. 汞柱式血压计若干，电子血压计，表式血压计，听诊器。
5. 有秒针的表，记录纸，笔。

五、操作流程与方法

（一）测量体温、脉搏、呼吸

操作流程	操作方法
评估解释 ↓	● 双向核对患者床号、姓名、腕带 ● 向患者解释目的和配合事项 ● 评估患者一般状况、合作程度、特殊需要等，评估患者30分钟前有无剧烈活动、冷热饮、冷热疗等
准备 ↓	● 护士：着装整洁，举止端庄，洗手，戴口罩 ● 用物：体温计（点数、查表。耳式红外测温计在测量的场所放置30分钟）、血压计、听诊器、记录纸、笔、秒针表
测量体温 ↓	● 携用物至患者处，再次核对，协助患者取合适卧位 ● 腋温：擦干腋下，将体温计汞槽端放于腋窝深处，嘱患者屈臂过胸夹紧，10分钟后取出，擦净，读数 ● 口温：将贮汞端斜放于患者舌下热袋处，嘱患者闭口勿咬体温计，3分钟后取出，擦净，读数 ● 肛温：遮屏风或拉隔帘（成年患者），协助患者取侧卧、俯卧或屈膝仰卧位，暴露肛门，润滑汞槽端，将体温计插入肛门约3~4cm，扶持固定，3分钟后取出，擦净，读数 ● 耳式红外测温计测量：安装探测器保护罩，用棉签清理患者耳道分泌物（必要时）；按下"电源/测量"按钮；一只手向上向后轻提患者耳廓，另一只手将探测器（探头）朝鼓膜方向尽可能深的插入耳内。探测器插入耳道后约1秒，测温计发出"噼"的一声后再次按下"电源/测量"按钮，当听到"噼噼噼"声表示测温结束，测温计显示屏上显示测量的结果
测量脉搏 ↓	● 将患者手臂放于舒适位置，腕部舒展，护士的示指、中指、无名指的指端轻触桡动脉搏动，计数30秒（发现异常测1分钟）
测量呼吸 ↓	● 护士测量脉搏的手不动，看患者胸腹部起伏，一起一伏为1次，计数30秒（发现异常测1分钟）
记录 ↓	● 将体温、脉搏、呼吸值记录于记录本上
安置患者 ↓	● 协助患者穿好衣、裤，取舒适卧位 ● 整理床单位
清理用物 ↓	● 携用物回治疗室，正确消毒体温计 ● 检查体温计，擦干备用
记录	● 洗手，正确记录体温、呼吸、脉搏测量值至电脑系统或绘制于体温单上

（二）测量血压

操作流程	操作方法
评估解释 ↓	● 双向核对患者床号、姓名、腕带 ● 向患者解释目的和注意事项 ● 评估患者病情、治疗情况、基础血压、合作程度、30分钟内活动情况等

续表

操作流程	操作方法
准备 ↓	● 护士：着装整洁，举止端庄，洗手，戴口罩 ● 用物：血压计（合适的袖带）、听诊器、记录纸、笔
患者准备 ↓	● 携用物至患者处，再次核对，协助患者取合适卧位 ● 卷袖露臂掌心向上，肘部伸直 ● 被测肢体、血压计零点、心脏在同一水平
缠袖带 ↓	● 打开汞槽开关，驱尽袖带内空气 ● 缠袖带于上臂中部，下缘距肘窝 2~3cm，松紧合适
置听诊器 ↓	● 戴听诊器，触及肱动脉搏动后，将听诊器胸件紧贴肱动脉搏动处，一手轻压固定
充气 ↓	● 另一手关闭气门，打气至肱动脉搏动音消失，再升高 2~4kPa
放气 ↓	● 以每秒 0.5kPa 速度放气，双眼平视汞柱所指刻度，读取收缩压和舒张压读数
整理记录 ↓	● 取袖带，排余气，关气门，整理袖带放盒内，血压计盖右倾 45°，关汞槽开关，盖盒 ● 协助患者取舒适卧位，整理床单位 ● 正确记录测量值
用物处置	● 清理用物置原处 ● 洗手

六、练 习 题

1. 口腔温度的正常范围是________（单选题）

A. 35.8~36.3℃　　B. 36.3~37.2℃　　C. 36.8~37.7℃
D. 37.3~38.2℃　　E. 39.3~40.3℃

2. 患者，女，28 岁。体温持续在 39~40℃左右，达两周，24 小时波动范围不超过 1℃。此热型属于________（单选题）

A. 稽留热　　B. 弛张热　　C. 间歇热
D. 波浪热　　E. 不规则热

3. 测量体温的方法中正确的是________（单选题）

A. 口腔测温含口表于舌下 5 分钟　　B. 腋下测温放表于腋窝深处 10 分钟
C. 将肛表插入肛门测量 5 分钟　　D. 进食后 10 分钟测口腔温度
E. 坐浴后 10 分钟测直肠温度

4. 测口腔温度时，如患者不慎咬破体温计，护士应立即________（单选题）

A. 催吐　　B. 让其口服蛋清液　　C. 让其服用韭菜
D. 洗胃　　E. 清除其口腔内玻璃碎屑

5. 属于节律异常的脉搏是________（单选题）

A. 洪脉　　B. 丝脉　　C. 细脉　　D. 速脉　　E. 缓脉

6. 患者，男，25 岁。高热，护士为其进行物理降温，请问降温后应间隔多长时间复测体温________（单选题）

A. 5 分钟　　B. 10 分钟　　C. 20 分钟　　D. 30 分钟　　E. 60 分钟

7. 患者，女，26 岁。安眠药中毒，意识不清，呼吸微弱、浅慢，不易观察，护士应采取的测量方法是________（单选题）

A. 测脉率后观察胸腹起伏次数
B. 听呼吸音响计数
C. 用手感觉呼吸气流计数
D. 用少许棉花置于患者鼻孔前观察棉花纤维飘动次数计算呼吸频率
E. 以 1/4 的脉率计算

8. 可采用肛温测量的患者有________（多选题）

A. 昏迷患者　　B. 小儿　　C. 腹泻患者
D. 心梗患者　　E. 直肠术后患者

9. 下列陈述正确的是________（多选题）

A. 正常情况下，右臂比左臂血压高　　B. 正常情况下，下肢比上肢血压低
C. 卧位时血压比立位时高　　D. 一般人在晚餐后的血压值最低
E. 剧烈疼痛可使血压下降

10. 下列哪种情况可导致血压测量值偏高________（多选题）

A. 袖带过紧　　B. 肢体位置过高　　C. 袖带太窄
D. 袖带过宽　　E. 肢体位置过低

七、自我评价与反思

1. 测量体温、脉搏、呼吸时应注意避免哪些干扰因素对测量结果准确性的影响？
2. 乙型肝炎患者用过的体温计应如何消毒？
3. 什么情况下测得的血压值会出现偏高或偏低？如何避免？

25

实习25 鼻导管吸氧术

一、实 习 目 的

1. 掌握安全用氧的注意事项。
2. 熟悉氧气表的结构和使用方法。
3. 掌握氧气表和输氧管道的正确连接方法。
4. 掌握双侧鼻导管用氧的正确方法。
5. 了解其他给氧方式的使用方法和注意事项。
6. 掌握不同患者用氧氧流量的调节。
7. 熟悉给氧时的护患沟通。

二、实 习 方 法

1. 根据模拟临床情境/病例练习鼻导管给氧时的护患沟通。
2. 实物练习氧气表的装卸和输氧管道的连接(氧气筒和中心供氧两种)。
3. 在模拟人上练习鼻导管给氧术。

参考模拟临床情境:

患者张萌,男,24岁,淋雨后高热2天,自感胸闷、气急,伴咳嗽咳痰入院,既往体健。查体:体温39.2℃,呼吸24次/分,脉搏120次/分;实验室检查:白细胞:2.0×10^9,中性粒细胞80%,SPO_2 92%,X线:右肺大片实变影。诊断为“右肺大叶性肺炎”,医嘱:5床 张萌 吸氧 4~6L/min。

三、实施要求与建议

1. 严格遵守安全用氧原则。
2. 操作流程熟悉,氧气表和管道连接迅速准确。
3. 接管顺序正确,流量调节准确,符合病情要求。
4. 插管到位,方法正确,固定牢靠。
5. 讨论不同病情患者吸氧流量的控制。
6. 讨论如何观察患者的用氧效果。
7. 讨论其他给氧方式的使用方法和注意事项(鼻塞、面罩、漏斗、头罩、氧气帐等)。

四、实 习 用 物

1. 氧气筒,氧气表,湿化瓶,扳手。
2. 治疗盘内盛　小药杯1个(内盛冷开水),弯盘1个,棉签1包,纱布数块,输氧记录卡及笔1套。
3. 无菌双侧鼻导管1副。
4. 接中心供氧氧气表及湿化瓶1套(内盛无菌注射用水适量)。

五、操作流程与方法

操作流程	操作方法
评估解释 (患者处) ↓	● 双向核对患者床号、姓名、腕带,评估评估患者病情,呼吸及缺氧情况、合作程度等 ● 向患者解释目的和注意问题,询问患者有无特殊需要 ● 说明使用氧气时禁止在室内吸烟或点火 ● 检查房间内的电器,确保安全 ● 在房间内和门上贴上用氧安全的标记
准备 (治疗室) ↓	● 环境:清洁、宽敞 ● 护士:着装整洁,洗手,戴口罩 ● 用物:氧气表,鼻导管,插管用物,湿化瓶内盛约1/2湿化液
查对 ↓	● 携用物至患者处,再次查对,核对给氧流量、时间和方法
氧气筒给氧	● 适用于没有中心管道供氧的情况
装表 ↓	● 吹尘:拧开氧气筒阀门,吹去出气口上的灰尘,再拧紧阀门 ● 上表:接氧气表于氧气筒上,用扳手拧紧 ● 接管:连接湿化瓶和出氧管道 ● 试氧:打开氧气阀门,调节流量表,检查有无氧气流出,各连接部位有无漏气
中心管道供氧	● 适用于有中心管道供氧的情况
装表 ↓	● 将氧气流量表用力插进墙上氧气出口,检查无漏气 ● 连接湿化瓶到流量表上,氧气导管接于湿化瓶出口小孔接头上,调节氧流量
插管供氧 ↓	● 检查患者鼻腔,用湿棉签擦拭鼻腔 ● 调节氧流量,接鼻导管,检查通畅 ● 将双侧鼻导管的两个末端轻轻插入患者双侧鼻翼,再将导管环绕患者耳部向下放置,调整松紧度 ● 给氧过程中如需调整氧流量,应先断开流量表和鼻导管,调节氧流量后再连接
整理记录 ↓	● 整理用物 ● 记录给氧时间、流量、患者的反应,洗手 ● 经常观察给氧设备工作状态及患者用氧后反应,记录
停氧	● 双向核对床号、姓名、腕带,向患者解释 ● 拔出鼻导管,关流量开关,擦净鼻部分泌物 ● 处理供氧设备:分离导管,取下湿化瓶(中心管道供氧,可用手拔出氧气表;氧气筒给氧,关总开关,放余气,关流量表开关,并用扳手将氧气表取下) ● 清洁消毒用物,记录停氧时间

六、练 习 题

1. 缺氧时,突出的临床表现是________(单选题)
   A. 皮肤湿冷,尿量减少　B. 面色潮红,脉搏洪大　C. 辗转反侧,呻吟不止
   D. 烦躁不安,口唇发绀　E. 头晕眼花,血压下降
2. 下列关于氧气筒的描述**错误**的是________(单选题)
   A. 筒内可耐高压达 14.71MPa
   B. 可纳氧约 6000L
   C. 将总开关顺时针方向旋转即可放出氧气
   D. 筒身为蓝色
   E. 气门和氧气表相连
3. 下列哪项**不是**给氧的适应证________(单选题)
   A. 气胸　B. 肺水肿　C. 急性胃炎
   D. 安眠药中毒　E. 哮喘
4. 装氧气表前,先打开总开关是为了________(单选题)
   A. 检查氧气筒内是否有氧气　B. 了解气体流出是否通畅
   C. 估计筒内氧气流量　D. 测知筒内氧气压力
   E. 清洁气门,避免灰尘吹入氧气表内
5. 开、关氧气表的正确顺序是________(单选题)
   A. 开总开关—开流量表—关总开关—关流量表—放余氧
   B. 开流量表—开总开关—关流量表—关总开关
   C. 开总开关—开流量表—关流量表—关总开关—放余氧
   D. 开流量表—开总开关—关总开关—关流量表—放余氧
   E. 开总开关—开流量表—关流量表—关总开关
6. 在吸氧过程中,调整氧流量的方法是________(单选题)
   A. 直接调节流量开关　B. 直接调节总开关
   C. 拔出鼻导管调节流量　D. 关总开关,再调流量
   E. 分开鼻导管,调节流量后再接好
7. 鼻导管给氧,氧流量 4L/min 时,氧浓度为________(单选题)
   A. 37%　B. 29%　C. 33%　D. 25%　E. 36%
8. 已知氧气筒容积为 40L,压力表所指压力为 $125kg/cm^2$,假设患者用氧量为 2L/min,筒内氧气可供应________(单选题)
   A. 10 小时　B. 20 小时　C. 30 小时　D. 40 小时　E. 50 小时
9. 下列关于氧气筒的存放,**错误**的是________(单选题)
   A. 做到防震、防火、防油、防热　B. 搬运时避免撞倒,以防爆炸
   C. 距火炉 5m,暖气 1m　D. 螺旋口上定期上油,以免生锈
   E. 分别悬挂“空”或“满”的标志
10. 某肺心病患者,伴呼吸衰竭、呼吸困难,并出现精神症状,给氧方法是________(单选题)
    A. 低流量、低浓度持续给氧　B. 加压给氧
    C. 乙醇湿化给氧　D. 低流量间断给氧
    E. 高流量、高浓度持续给氧

七、自我评价与反思

1. 你在练习给氧时，容易出错的步骤是什么？可能会有何危害？如何避免？
2. 如何保证患者的用氧安全？

26 实习 26 雾化吸入术

一、实习目的

1. 熟悉雾化吸入的适用对象和常用药物。
2. 掌握超声波和氧气雾化吸入的方法。
3. 了解常见雾化吸入器的结构和原理。
4. 掌握雾化吸入术的注意事项。
5. 熟悉雾化吸入时的护患沟通。

二、实习方法

1. 根据模拟临床情境 / 病例练习雾化吸入时的护患沟通。
2. 练习连接各种雾化吸入装置。
3. 2 人一组，相互扮演护士与患者，练习实施雾化吸入术。

参考模拟临床情境 1：

患者刘萍，女，64 岁，原有 COPD 病史 10 年，此次因受凉后感胸痛气急，咳嗽咳痰入院治疗。患者主诉无力咳嗽，痰液黏稠不易咳出。医生医嘱：

1 床	刘萍	0.9% 氯化钠注射剂	10ml	氧气雾化吸入　2/ 日
		盐酸氨溴索注射剂	30mg	
		糜蛋白酶注射剂	4000U	

参考模拟临床情境 2：

患者王兵，男，52 岁，原有慢性阻塞性肺气肿，咳嗽咳痰并支气管哮喘，医生医嘱：

1 床	王兵	0.9% 氯化钠注射剂	10ml	超声雾化吸入　2/ 日
		万托林雾化液	1ml	

三、实施要求与建议

1. 严格遵守无菌原则。
2. 设备和管道连接正确。
3. 指导患者使用方法正确。
4. 讨论各种雾化吸入术的适用对象。
5. 讨论如何判断雾化吸入的效果。

四、实 习 用 物

1. 超声雾化器 1 台，雾化罐、管道和口含嘴消毒后备用。
2. 一次性塑料氧气雾化吸入器 1 副（非一次性须用浸泡法消毒后使用）。
3. 药液（按医嘱备，学生实习时用氯化钠注射液代替），20ml 注射器 1 副。
4. 治疗巾 1 块。
5. 纸巾（按需备）。
6. 消毒液（浸泡用后物品），速干手消毒剂 1 瓶。
7. 冷蒸馏水适量。

五、操作流程与方法

超声波雾化吸入术

操作流程	操作方法
评估解释 ↓	● 查对医嘱和治疗单，按要求处理医嘱 ● 双向核对患者床号、姓名、腕带，评估患者一般状况、合作程度等 ● 向患者解释目的、配合方法和注意问题 ● 询问患者有无特殊需要
准备 （治疗室） ↓	● 护士：着装整洁，洗手，戴口罩 ● 环境：清洁、宽敞 ● 超声雾化吸入备物：按医嘱准备药液，吸取药液用生理盐水 30ml 稀释后置雾化罐内，水槽内倒冷蒸馏水至浸没雾化罐底部的透声膜 ● 氧气雾化吸入备物：按医嘱吸取药液，去针头，将药液注入雾化罐内，备吸氧装置，湿化瓶内不放湿化液
查对 ↓	● 携用物至患者处，再次核对 ● 协助患者取舒适卧位，必要时铺治疗巾于患者颌下
超声雾化吸入	
连接装置 ↓	● 连接各管道和电源 ● 打开电源开关，预热 3~5 分钟
雾化吸入 ↓	● 启动雾化开关，设定雾化时间，调节雾量 ● 将口含嘴放入患者嘴中（或将面罩罩在患者的口鼻上），嘱其紧闭口唇深吸气、鼻呼气 ● 时间 15~20 分钟
氧气雾化吸入	
连接装置 ↓	● 将氧气表插入中心供氧管道，氧流量调节至 6~8L/min ● 连接氧气雾化器和氧流量表
雾化吸入 ↓	● 将口含嘴放入患者嘴中，嘱其将吸嘴放入口中，紧闭口唇深吸气，用鼻呼气 ● 反复深吸气、鼻呼气至药液用完
整理 ↓	● 治疗毕，取下口含嘴或面罩，先关雾化开关，再关电源开关 ● 协助患者擦净面部，漱口，取舒适体位，交代注意事项 ● 整理用物，消毒口含嘴、雾化管道
记录	● 记录及观察治疗效果，洗手

六、练 习 题

1. 在超声波雾化器的组成结构中，将电能转化为声能的装置是________（单选题）
   A. 超声波发生器
   B. 晶体换能器
   C. 透声膜
   D. 水槽
   E. 螺纹管
2. 超声波雾化器所产生的雾粒直径是 5μm，它最深可以到达________（单选题）
   A. 支气管
   B. 细支气管
   C. 气管
   D. 终末支气管及肺泡
   E. 呼吸道
3. 下列雾化吸入常用药物中，起控制呼吸道感染、消除炎症作用的是________（单选题）
   A. 阿米卡星
   B. 沙丁胺醇
   C. α- 糜蛋白酶
   D. 地塞米松
   E. 氨茶碱
4. 雾化吸入时，使用氨茶碱是为了________（单选题）
   A. 消除炎症
   B. 减轻黏膜水肿
   C. 稀释痰液
   D. 解除支气管痉挛
   E. 保持呼吸道湿润
5. 雾化吸入时，使用地塞米松是为了________（单选题）
   A. 消除炎症
   B. 减轻黏膜水肿
   C. 稀释痰液
   D. 解除支气管痉挛
   E. 保持呼吸道湿润
6. 雾化吸入时，使用 α- 糜蛋白酶是为了________（单选题）
   A. 消除炎症
   B. 减轻黏膜水肿
   C. 降低痰液黏稠度
   D. 解除支气管痉挛
   E. 保持呼吸道湿润
7. 超声波雾化器水槽内的水量应以________为准（单选题）
   A. 随意
   B. 浸没晶体换能器
   C. 水槽的 1/2~2/3
   D. 浸没雾化罐底的透声膜
   E. 加满水槽
8. 氧气雾化吸入器工作利用的原理是________（单选题）
   A. 虹吸原理
   B. 声能
   C. 空吸原理
   D. 负压抽吸
   E. 蒸发
9. 氧气雾化吸入器工作时，氧流量应调节至________（单选题）
   A. 2~3L/min
   B. 5L/min
   C. 6~8L/min
   D. 10L/min
   E. 12L/min
10. 正确使用氧气雾化吸入的方法是________（单选题）
    A. 指导患者用鼻吸气，用口呼气
    B. 湿化液保持在湿化瓶的 1/2 左右
    C. 先关闭氧气，再取下雾化器
    D. 禁止吸烟
    E. 氧流量需调节至 2~3L/min

七、自我评价与反思

1. 体验雾化吸入术后，你认为怎样能让患者在接受雾化吸入时更舒适、更安全？
2. 你认为如何才能判断雾化吸入达到了效果？

27 实习 27 吸痰术

一、实习目的

1. 了解各种吸痰术的原理和特点。
2. 熟悉吸痰术所需用物。
3. 掌握清醒患者和昏迷患者吸痰术。
4. 熟悉清醒患者吸痰术的护患沟通。

二、实习方法

1. 根据模拟临床情境 / 病例练习清醒患者吸痰术的护患沟通。
2. 模拟练习吸痰术。

参考模拟临床情境：

患者张某，男，78 岁，既往有“慢性阻塞性肺气肿”病史 20 年，因脑外伤后行“硬膜下血肿清除术”术后第 5 天，患者神志清醒，痰量多，无力咳出。医嘱要求按需吸痰。

三、实施要求与建议

1. 严格遵守无菌原则。
2. 动作轻柔，体现爱伤观念。
3. 操作规范，正确掌握动作要领。

吸痰术：严格无菌、压力正确、动作轻柔、有效吸引。勿来回提插、时间勿长。

4. 复习吸痰术的注意事项。
5. 讨论促进呼吸功能的方法。

四、实习用物

1. 电动吸引器（中心吸引装置只需安全瓶和储液瓶）。
2. 吸痰盘　有盖罐 1 只（无菌生理盐水）、型号合适的一次性无菌吸痰管、无菌纱布缸、无菌短镊置消毒液瓶内（一次性吸痰管也可备一次性手套）、弯盘。
3. 冷开水（冲洗吸痰管用）。
4. 必要时备压舌板、开口器、拉舌钳（昏迷患者），按需备痰标本容器。

五、操作流程与方法

操作流程	操作方法
评估、解释 ↓	● 双向核对患者床号、姓名、腕带 ● 评估患者病情、呼吸、痰液积聚、口鼻黏膜等情况 ● 向清醒患者解释目的和配合事项
护士准备 (治疗室) ↓	● 护士:着装整洁,洗手,戴口罩 ● 用物:备齐用物,携至患者床旁(检查储液瓶内是否备消毒液)
接管调压 ↓	● 连接吸引器(或中央吸引管道)各管道,检查吸引器,调节负压 ● 经气管内插管或气管切开套管吸引者,情况许可时,可在吸引前给患者过度通气或提高吸氧浓度数分钟,吸引后再调至原先水平
插管吸痰 ↓	● 转:协助患者头稍转向护士侧 ● 张:嘱患者张口(昏迷患者可使用压舌板、开口器协助张口) ● 取:用无菌技术取吸痰管 1 根,连接吸痰管和负压吸引器接头,试吸生理盐水以验吸痰管通畅 ● 折:反折吸痰管末端(如有旁孔的一次性吸痰管,打开吸痰管末端的旁孔) ● 持:用无菌持物钳(或戴一次性消毒手套)夹持吸痰管头端 ● 插、踩、松、吸(时间小于 15 秒):将吸痰管经口腔(或鼻腔、人工气道)轻轻插入,脚踩吸引器开关,放松吸痰管末端或堵住一次性吸痰管末端的侧孔,旋转上提吸痰管以吸净分泌物
观察 ↓	● 观察痰液性状和患者呼吸改善情况 ● 根据患者情况,必要时重复吸引(间隔 1 分钟以上)
冲管擦面 ↓	● 抽吸生理盐水以冲洗吸痰管 ● 随时擦净患者面部
用物处置 ↓	● 正确处置仪器 ● 用物及时更换消毒 ● 整理床单位
记录	● 洗手,脱口罩 ● 记录(痰液量、性状、呼吸改善情况等)

六、练　习　题

1. 电动吸引器吸痰的原理是________(单选题)
   A. 正压作用　B. 负压作用　C. 空吸作用
   D. 静压作用　E. 虹吸作用
2. 为小儿吸痰时,负压<u>不宜</u>超过________(单选题)
   A. 13.3kPa　B. 21.3kPa　C. 40.0kPa　D. 53.3kPa　E. 60.0kPa
3. 吸痰前下列检查方法<u>错误</u>的是________(单选题)
   A. 吸痰管号码是否合适　B. 电源和吸引器电压是否相等
   C. 吸引器各管道连接是否正确　D. 安全瓶内是否加入少量消毒剂
   E. 吸引器的吸力是否正常

4. 痰液黏稠时可采用下列哪些方法以利痰液吸出________（多选题）

A. 背部叩击　　B. 体位引流　　C. 增加吸痰次数

D. 雾化吸入　　E. 缩短吸痰间隔时间

5. 下列吸痰术操作正确的是________（多选题）

A. 使用前检查吸引器功能　　B. 每根吸痰管只用 1 次

C. 吸痰时宜反复上下提插以保证吸净　　D. 每次吸痰时间不宜超过 15 秒

E. 插管时要堵住“Y”形侧孔

6. 以下吸痰操作正确的是________（多选题）

A. 可用压舌板、开口器协助昏迷患者张口

B. 插管时，手持吸痰管前段直接插入

C. 在患者呼气时插入吸痰管

D. 吸痰前后，可给患者吸氧

E. 先吸鼻腔或口腔，再吸气管切开处

7. 吸痰过程中，应观察________（多选题）

A. 心率改变　　B. 呼吸变化　　C. 体温变化

D. 面色改变　　E. 痰液的性状

8. 为患者吸痰，以免造成患者缺氧，每次吸引时间不应该超过________（单选题）

A. 5 秒　　B. 10 秒　　C. 15 秒　　D. 20 秒　　E. 25 秒

七、自我评价与反思

1. 你在练习时有无污染吸痰管？怎样保证不污染？
2. 如何才能有效吸引痰液？如何判断患者是否需要吸痰？
3. 为清醒患者吸痰时，你觉得患者可能会有什么感受？如何体现对患者的关心和尊重？

28 实习28 鼻饲术

一、实习目的

1. 掌握鼻饲术的目的、适应证和禁忌证。
2. 熟悉鼻饲术所需用物。
3. 掌握鼻饲术的操作方法和注意事项。
4. 掌握昏迷患者插胃管的实施要点。
5. 掌握检验胃管是否在胃内的方法。
6. 熟悉清醒患者鼻饲术的护患沟通。

二、实习方法

1. 根据模拟临床情境/病例练习清醒患者鼻饲术的护患沟通。
2. 在模型上模拟练习插胃管术和鼻饲术。

参考模拟临床情境 1:

患者李京,男,66岁,突然不省人事,被急送入院,深昏迷、呼吸不规律,经颅脑CT确诊为“脑干梗死”,医生医嘱:

2床　李京　鼻饲　瑞代　200ml　4次/日

参考模拟临床情境 2:

患者王云,女,56岁,因“反复胃部不适3个月”,胃镜检查示“胃窦部癌”入院,拟于明日在全麻下行“胃癌根治术”。患者对疾病诊断不了解,但很担心是否患胃癌,生命体征正常,既往身体健康。医生医嘱:

3床　王云　插胃管　术前

三、实施要求与建议

1. 态度和蔼,动作轻柔,体现爱伤观念,有效指导患者配合。
2. 正确掌握插胃管和鼻饲术的操作要领,动作规范、步骤有序、过程完整。
3. 讨论插管过程中异常情况的处理。
4. 讨论为昏迷患者插胃管的注意事项。
5. 讨论确定胃管是否在胃内的方法。
6. 复习鼻饲液的温度、量和鼻饲间隔时间。

7. 讨论拔胃管的注意事项。

四、实 习 用 物

1. 治疗盘内备　一次性使用胃管包（胃管 1 根、治疗碗 2 只、弯盘 1 个、压舌板 1 根、镊子 1 把、纱布数块、治疗巾或餐巾 1 块、内置润管用石蜡油棉球 1 袋）、50ml 注射器或灌注器 1 副、松节油（视需要）适量、棉签 1 包、胶布（固定用）1 卷、调节夹或血管钳 1 把、安全别针 1~2 个、10~20ml 注射器 1 副、听诊器 1 副。

2. 漱口或口腔护理用物 1 套、卫生纸适量、无菌手套 1 副。

3. 鼻饲液（按医嘱备，温度 38~40℃）。

五、操作流程与方法

操作流程	操作方法
评估解释 ↓	● 查对医嘱和治疗单，按要求处理医嘱 ● 双向核对床号、姓名、腕带，评估患者病情、意识、鼻腔疾患、心理状态、合作程度等 ● 向患者解释目的和需配合事项，询问患者有无特殊需要
护士准备 （治疗室） ↓	● 护士：着装整洁，洗手，戴口罩 ● 用物：按医嘱备鼻饲液（温度 38~40℃），备齐其他用物携至患者处，妥善安置用物
患者准备 ↓	● 再次核对患者信息 ● 协助患者取舒适卧位（坐位、半坐位或右侧卧位） ● 如戴眼镜或义齿，取下妥善放置
清洁鼻腔 ↓	● 观察鼻腔，选择通畅一侧鼻孔，用湿棉签清洁鼻腔
开包备管 ↓	● 备胶布 2~3 条 ● 打开一次性胃管包，铺治疗巾于患者颌下，弯盘置于患者口角边，卫生纸放于患者方便取用处 ● 戴手套，取出胃管，注入少量空气，以检查胃管是否通畅
测长标记 ↓	● 测量需插入胃管长度（自鼻尖经耳垂到剑突，一般成人约 45~55cm） ● 标记需插入长度
夹管润滑 ↓	● 用血管钳夹闭胃管末端 ● 用石蜡油润滑胃管前端
插管吞咽 ↓	● 沿选定侧鼻孔先稍上平行再向后下缓缓插入胃管 ● 至咽喉部（约 10~15cm）时，嘱患者做吞咽动作，同时顺势将胃管轻轻插入至预定长度
验证固定 ↓	● 验证胃管是否在胃内（连接注射器抽出胃内容物；听诊器置左上腹部听气过水声；胃管末端置盛水碗内无气泡逸出） ● 用胶布固定胃管于鼻翼及颊部 ● 脱手套
鼻饲灌液 ↓	● 回抽：接注射器于胃管末端，先回抽胃内容物 ● 注水：注入少量温开水以润滑管腔 ● 灌液：缓慢灌注鼻饲液或药液（每次抽吸鼻饲液时应反折胃管末端） ● 再注水：鼻饲毕再次注入少量温开水以冲净胃管
反折固定 ↓	● 反折胃管末端，用纱布包好，夹子夹紧 ● 用安全别针固定于患者衣领、大单或枕旁

续表

操作流程	操作方法
整理用物 ↓	● 洗净注射器备用 ● 协助患者清洁口腔、鼻腔 ● 整理床单位,嘱患者维持原卧位 20~30 分钟
洗手记录 ↓	● 洗手,记录(插管时间、患者反应、胃潴留情况、鼻饲液种类、量及时间)
拔管擦拭 ↓	● 备用物:洗手,戴口罩,备齐用物,携至患者床旁 ● 置弯盘:置弯盘于患者颌下 ● 夹末端:夹紧胃管末端放弯盘内 ● 揭胶布:轻轻揭去固定的胶布 ● 纱布裹:用纱布包裹近鼻孔处胃管 ● 呼气拔:嘱患者深呼吸,在患者呼气时拔管 ● 咽喉快:边拔边用纱布擦拭胃管,到咽喉处快速拔出 ● 快速移:将胃管盘放在弯盘内,快速移出患者视线外 ● 清洁面:清洁患者口、鼻、面部,协助患者漱口并取舒适卧位 ● 擦印痕:用松节油擦去胶布印痕 ● 整用物:整理床单位和用物
洗手记录	● 洗手,记录(拔管时间、患者反应)

六、练　习　题

1. 不宜进行鼻饲的是________(单选题)

A. 食管、胃底静脉曲张患者　B. 昏迷患者　C. 拒绝进食患者
D. 危重患者　E. 吞咽困难患者

2. 成人患者鼻饲时插入胃管的长度是________(单选题)

A. 15~25cm　B. 25~35cm　C. 35~45cm　D. 45~55cm　E. 55~65cm

3. 为昏迷患者插胃管至 10~15cm 处时要将患者头部托起,使下颌靠近胸骨柄,其目的是________(单选题)

A. 防止黏膜受损伤　B. 减轻患者的痛苦
C. 加大咽喉部通道的弧度　D. 使喉部肌肉收缩,便于插入食管
E. 防止胃管盘曲在口中

4. 插胃管时,患者出现呛咳、发绀,下列处理正确的是________(单选题)

A. 嘱患者深呼吸　B. 嘱患者做吞咽动作
C. 稍停片刻继续插　D. 托起患者头部再插管
E. 拔出胃管,休息片刻后重插

5. 下列插胃管操作中不妥的是________(单选题)

A. 石蜡油润滑胃管前端　B. 插管时夹闭胃管末端
C. 先稍向上平行再向后下缓慢插入　D. 如患者出现恶心立即拔出胃管
E. 至咽喉部嘱患者做吞咽动作

6. 为长期昏迷患者进行鼻饲术时,操作错误的是________(单选题)

A. 每日更换胃管　B. 注食前后应注入少量温开水
C. 每日两次口腔护理　D. 可每日用油膏涂拭鼻腔黏膜

E. 每次鼻饲前检查胃管是否在胃内

7. 插胃管时，如遇阻力，护士应________（单选题）

A. 嘱患者做吞咽动作　　B. 托起患者头部再插管

C. 拔出胃管，休息片刻后重插　　D. 嘱患者深呼吸

E. 将胃管抽回一小段，再小心插入

8. 鼻饲后向胃管注入温开水的目的是________（单选题）

A. 促进消化　　B. 冲洗管腔　　C. 促进吸收

D. 稀释胃液　　E. 稀释鼻饲液

9. 验证胃管是否在胃内的方法有________（多选题）

A. 用注射器抽出胃内容物

B. 注入少量温开水，同时听胃部有无气过水声

C. 插到预定长度即可

D. 胃管末端置盛水碗内无气泡逸出

E. 注入少量空气，同时听胃部有无气过水声

七、自我评价与反思

1. 你顺利完成插入胃管了吗？如何保证顺利插入胃管？

2. 请思考为什么每次鼻饲前都应验证胃管是否在胃内？有几种验证方法？

3. 你是否做到鼻饲前后均注入少量温开水？为何要这样做？

4. 为清醒患者插胃管，你认为患者可能会有什么感受？如何有效帮助患者顺利接受并配合插胃管？

5. 为清醒和昏迷患者插胃管有何不同？各自需注意什么？

29

实习 29 灌 肠 术

一、实 习 目 的

1. 掌握不同灌肠的目的，根据患者具体情况选择适当的灌肠术。
2. 熟悉灌肠术所需用物及灌肠液的配制。
3. 正确实施大量不保留灌肠术。
4. 熟悉与患者沟通的技巧，正确指导患者有效合作。

二、实 习 方 法

1. 根据临床情景模拟练习灌肠术的护患沟通。
2. 2 人一组，相互练习大量不保留灌肠术。

参考模拟临床情境 1：

患者王丽，女，52 岁，结肠多发息肉，既往无肝硬化病史，心肺功能正常，拟于明晨 8 点实施结肠镜下息肉切除术，医生医嘱：

1 床　王丽　大量不保留灌肠　st

参考模拟临床情境 2：

患者李建，男，62 岁，反复发作性上腹部疼痛 10 余年，拟“胃溃疡恶变”收住入院，拟于明晨 8 点实施胃大部切除术，医生医嘱：

3 床　李建　大量不保留灌肠　st

三、实施要求与建议

1. 严格执行查对制度。
2. 关心、尊重患者，注意保暖和遮挡患者。
3. 动作轻稳，减轻患者的不适。
4. 插管方法正确，灌肠液不漏出。
5. 讨论液体流入受阻的常见原因及处理方法

四、实 习 用 物

1. 治疗车、治疗盘。

2. 一次性灌肠器包内有　灌肠袋、消毒肛管、引流管、肛管 1 套、垫巾、手套、卫生纸、肥皂液。
3. 灌肠液(按医嘱备)、水温计、棉签、弯盘、润滑剂。
4. 便器及便巾。
5. 输液架。
6. 医嘱。

五、操作流程与方法

操作流程	操作方法
查对医嘱 ↓	● 查对医嘱或治疗单,按要求处理临时医嘱
核对、评估 (患者处) ↓	● 评估患者一般状况、合作程度、特殊需要等 ● 向患者解释目的和注意问题,嘱患者排尿 ● 环境:清洁、宽敞,关闭门窗,用隔帘遮挡患者
准备 (治疗室) ↓	● 护士:着装整洁,洗手,戴口罩 ● 用物:按医嘱配制所需灌肠液(浓度、温度、量正确)
安置体位 (患者处) ↓	● 双向核对患者 ● 协助患者取左侧卧位,双膝屈曲,使臀部移近床沿 ● 打开一次性灌肠包,将垫巾铺患者臀下,不能自我控制排便的患者取仰卧位,臀下垫便器,屈膝 ● 将裤子脱至膝部,置弯盘于臀边,盖好被子,只暴露臀部
挂袋 润滑、排气 ↓	● 挂灌肠袋于输液架上,关闭灌肠袋导管上的止水阀,将灌肠液倒入灌肠袋内,液面距肛门 40~60cm ● 戴手套,润滑肛管,打开止水阀,排出肛管内气体,关闭止水阀
分臀插管 ↓	● 左手持手纸分开臀部,暴露肛门,嘱患者张口呼吸,右手持肛管轻轻插入肛门,深度 7~10cm,左手固定肛管
灌液观察 ↓	● 右手打开止水阀,使溶液缓慢流入 ● 观察灌肠袋内液面下降情况和患者反应
夹管拔管 ↓	● 灌肠液将流尽时关闭止水阀,左手持手纸轻轻按压肛门,右手将肛管缓缓拔出,置肛管于弯盘中 ● 擦净肛门,取出垫巾,协助患者穿裤,整理床单位 ● 嘱患者平卧,忍耐 5~10 分钟后排便,不能下床患者给予便器,备好手纸,呼叫器放于患者易取处
整理记录	● 打开门窗,拉开隔帘 ● 清理用物,洗手、记录灌肠的结果,必要时留取标本

六、练　习　题

1. 成人大量不保留灌肠肛管插入的深度是________(单选题)
   A. 5~10cm　B. 7~10cm　C. 10~15cm　D. 15~20cm　E. 20~25cm
2. 大量不保留灌肠过程中如液面下降过慢,应采取的措施是________(单选题)
   A. 嘱患者张口呼吸　B. 降低灌肠筒位置　C. 移动或挤捏肛管
   D. 嘱患者仰卧位　E. 拔管后重新插管

3. 大量不保留灌肠过程中如患者出现面色苍白、剧烈腹痛时，应采取的措施是________（单选题）

A. 暂停片刻
B. 降低灌肠筒位置
C. 嘱患者张口呼吸
D. 停止灌肠通知医生及时处理
E. 按医嘱给予镇痛剂

4. 肛管排气时，肛管插入肛门的长度为________（单选题）

A. 7~10cm　B. 10~15cm　C. 15~20cm　D. 15~18cm　E. 10~20cm

5. 保留灌肠时，液面距肛门的距离应**不超过** ________（单选题）

A. 30cm　B. 35cm　C. 40cm　D. 45cm　E. 60cm

6. 为肝性脑病患者灌肠时，**不宜**选用肥皂水溶液，其原因是________（单选题）

A. 防止发生腹胀
B. 防止对肠黏膜的刺激
C. 减少氨的产生及吸收
D. 以免引起顽固性腹泻
E. 防止发生酸中毒

7. 充血性心力衰竭患者禁用的灌肠液是________（单选题）

A. 0.9% 的氯化钠溶液
B. 2% 的黄连素溶液
C. 0.5% 的新霉素溶液
D. 1、2、3 溶液
E. 0.9% 的肥皂液

8. 慢性痢疾患者病变部位常在直肠或乙状结肠，进行保留灌肠常采用________（单选题）

A. 右侧卧位
B. 左侧卧位
C. 头高足低位
D. 头低足高位
E. 侧卧屈膝位

9. 大量不保留灌肠的**禁忌证**包括________（多选题）

A. 妊娠
B. 中暑
C. 老年人
D. 急腹症
E. 消化道出血

10. 保留灌肠的目的是________（多选题）

A. 供给药物治疗肠道疾病
B. 高热患者降温
C. 为婴幼儿解除便秘
D. 为孕妇解除便秘减轻肠道毒物吸收
E. 镇定催眠

七、自我评价与反思

1. 你认为灌肠会给患者带来哪些不适？如何降低其影响？
2. 如何控制灌肠液体的温度、浓度、流速、压力和容量？
3. 灌肠时如何做到尊重、保护患者？怎样与患者有效沟通？

实习 30 导尿术与留置导尿术

一、实习目的

1. 熟悉男女患者尿道解剖特点。
2. 熟悉导尿和留置导尿术所需用物。
3. 掌握正确实施导尿术和留置导尿术的方法。
4. 了解导尿失败的常见原因及处理方法。
5. 熟悉导尿时的护患沟通。

二、实习方法

1. 根据临床情景模拟练习导尿术和留置导尿术并与患者沟通。
2. 在模型上模拟练习导尿术和留置导尿术。

参考模拟临床情境 1:

患者王芳,女,50 岁,反复发作性右上腹痛 6 余年,以“胆囊炎、胆囊结石”收住入院。今日上午在腰麻下行胆囊切除术后 6 小时不能自行排尿,主诉腹胀难忍。体检膀胱膨隆,已给予听流水声等诱导排尿措施,患者仍然不能自解小便,医生医嘱:

2 床　王芳　导尿　st

参考模拟临床情境 2:

患者王强,男,62 岁,因反复大便带血 3 个月,门诊以“直肠癌”收住入院,于今日上午拟行“直肠癌根治术”,为防止术中误伤膀胱,术前医嘱:

4 床　王强　术前留置导尿

三、实施要求与建议

1. 严格遵守无菌操作原则。
2. 物品准备齐全。
3. 熟悉操作步骤,插管方法正确。
4. 护患沟通恰当,指导患者配合到位,动作轻稳,体现爱伤观念。
5. 关心、尊重患者,注意保暖和保护患者隐私。
6. 讨论导尿失败的常见原因及处理方法。
7. 讨论常见的需行导尿或留置导尿的临床情况。

8. 讨论导尿过程中如何体现对患者心理反应的关注。

四、实 习 用 物

1. 治疗车、治疗盘。

2. 一次性导尿包内置

(1) 外阴初步消毒用物:小方盘(内置数个消毒液棉球)、纱布(男患者导尿用)2 块、手套 1 副、镊子 1 把。

(2) 再次消毒及导尿用物:弯盘、气囊导尿管 1 根、弯盘、润滑油棉球袋、方盘、棉球袋(内置消毒液棉球 4 个)、血管钳 2 把、洞巾 1 块、治疗巾、手套 1 副、集尿袋、标本瓶、自带无菌液体的 10ml 注射器、纱布 2 块。

3. 手消毒液 1 瓶、弯盘 1 个、便器及便巾、一次性中单、浴巾。

五、操作流程与方法

(一) 女患者一次性导尿术

操作流程	操作方法
查对医嘱	● 查对医嘱或治疗单,按要求处理医嘱
评估、解释 (患者处) ↓	● 评估患者一般状况、合作程度、特殊需要等 ● 向患者解释目的和注意问题,嘱患者或协助患者清洗外阴 ● 环境:清洁、宽敞,关闭门窗,用隔帘遮挡患者
准备 (治疗室) ↓	● 护士:着装整洁,洗手,戴口罩 ● 用物:备齐用物,置治疗车上,推至患者床边
安置体位 (患者处) ↓	● 双向核对患者 ● 协助患者脱去对侧裤腿,盖在近侧腿部,并盖上浴巾,对侧腿用被遮盖 ● 患者取仰卧屈膝,两腿略外展,露出外阴
取初步消毒物品	● 将一次性中单垫于患者臀下,弯盘置于患者外阴旁,消毒双手 ● 打开一次性导尿包,取出初步消毒用物
消毒外阴 ↓	● 左手戴手套,右手持镊子夹取消毒棉球依次消毒阴阜、大阴唇,分开大阴唇,消毒小阴唇和尿道口 ● 消毒完毕,脱下手套置弯盘,弯盘移至床尾,污物放至治疗车下层
开包铺巾 ↓	● 嘱患者勿移动肢体,消毒双手,在患者两腿之间,打开导尿包的治疗巾 ● 双手戴无菌手套,铺洞巾,使洞巾和包布内层形成一无菌区
排列润滑 ↓	● 按操作顺序排列用物 ● 取出导尿管,润滑导尿管前端,根据需要连接导尿管和集尿袋的引流管
再次消毒 ↓	● 取消毒液棉球放于弯盘内,左手分开固定小阴唇,右手持镊子取消毒棉球 ● 消毒尿道口及两侧小阴唇,最后在尿道口处加强消毒一次 ● 污棉球、弯盘和消毒用的镊子置床尾弯盘内
导尿观察 ↓	● 左手继续固定小阴唇,右手将方盘移至洞巾旁 ● 嘱患者张口呼吸 ● 用另一镊子持导尿管对准尿道口轻轻插入尿道,见尿液再插入 1~2cm 左右 ● 松开左手,下移固定导尿管,将尿液引入集尿袋或方盘内

续表

操作流程	操作方法
	● 若不连接集尿袋，尿液盛满后，可用镊子夹住导尿管末端，将尿液倒入便器内，再打开导尿管继续放尿 ● 注意询问患者的感觉，观察患者的反应
整理用物 ↓	● 导尿毕，轻轻拔出导尿管，撤下洞巾，擦净外阴，脱去手套置弯盘内 ● 撤出患者臀下的一次性中单，放在治疗车下层；协助患者穿裤，整理床单位 ● 清理用物，测量尿量
记录	● 洗手、记录导尿时间、尿量、尿液颜色及性质、患者反应等情况

（二）男患者留置导尿术

操作流程	操作方法
查对医嘱 ↓	● 同女患者导尿术
评估、解释 ↓	● 同女患者导尿术
准备 ↓	● 同女患者导尿术
安置体位 （患者处） ↓	● 再次核对患者 ● 协助患者仰卧，脱下裤子退至腿部，露出外阴部，两腿平放略分开；上身及腿部分别用被子及浴巾盖好
取初步消毒物品 ↓	● 将一次性中单垫于患者臀下，弯盘置于患者有腿外侧，消毒双手 ● 打开一次性导尿包，取出初步消毒用物
消毒外阴 ↓	● 左手戴手套，用纱布裹住阴茎略提起，将包皮向后推，暴露尿道外口 ● 右手持镊子夹消毒液棉球自尿道口向外向后旋转擦拭消毒尿道口、龟头及冠状沟数次，污棉球、纱布置弯盘内 ● 消毒完毕，脱下手套置弯盘，弯盘移至床尾
开包铺巾 ↓	● 嘱患者勿移动肢体，消毒双手，在患者两腿之间，打开导尿包的治疗巾 ● 双手戴无菌手套，铺洞巾，使洞巾和包布内层形成一无菌区
排列润滑 ↓	● 按操作顺序排列用物 ● 取出导尿管，润滑导尿管前端，根据需要连接导尿管和集尿袋的引流管
再次消毒 ↓	● 左手用纱布裹住阴茎并提起，使之与腹壁成60° ● 将包皮向后推以露出尿道口，用消毒棉球如前法消毒尿道口及龟头 ● 污棉球置床尾弯盘内
插管 ↓	● 左手固定阴茎，右手将方盘移至洞巾旁 ● 嘱患者张口呼吸 ● 另一镊子夹持导尿管前端，对准尿道口轻轻插入20~22cm，见尿液流出后，再插入5~7cm
固定 ↓	● 夹住导尿管末端，脱去手套 ● 根据导尿管上注明的气囊容积注入等量的无菌生理盐水 ● 轻拉导尿管有阻力感，证实导尿管已固定于膀胱内
接集尿袋 ↓	● 移开洞巾 ● 将导尿管末端与集尿袋的引流管接头处相连 ● 用橡皮圈和安全别针将集尿袋的引流管固定在床单上
整理记录	● 同女患者导尿术

六、练　习　题

1. 为成年男性导尿时，提起阴茎使之与腹壁成 60°，目的是________（单选题）
   A. 使耻骨前弯消失　B. 使耻骨下弯消失　C. 扩张尿道内口
   D. 扩张尿道外口　E. 扩张尿道膜部
2. 导尿前清洁外阴的主要目的是________（单选题）
   A. 防止污染导尿管　B. 使患者舒适
   C. 便于固定导尿管　D. 清除并减少会阴部病原微生物
   E. 防止污染导尿的无菌物品
3. 长期留置尿管的患者，防止出现尿液混浊沉淀时，首先应________（单选题）
   A. 膀胱内滴药　B. 大量饮水　C. 更换尿管
   D. 膀胱冲洗　E. 消毒外阴
4. 解除尿潴留患者痛苦的措施，以下哪项**不正确**________（单选题）
   A. 让患者听流水声　B. 轻轻按摩下腹部　C. 用温水冲洗会阴
   D. 口服双氢克尿噻　E. 导尿
5. 极度衰竭患者膀胱高度膨胀时，第一次放尿量**不应**超过________（单选题）
   A. 500ml　B. 800ml　C. 1000ml　D. 1500ml　E. 2000ml
6. 休克患者留置导尿的主要目的是________（单选题）
   A. 记录尿量　B. 保持会阴部的清洁干燥
   C. 引流潴留的尿液　D. 进行膀胱功能训练
   E. 尿培养检查
7. 为排除非尿路梗阻引起的尿潴留，用温水冲洗会阴部的目的是________（单选题）
   A. 分散注意力，减轻紧张心理　B. 利用条件反射促进排尿
   C. 清洁会阴部，防止尿路感染　D. 利用温热作用缓解尿路感染
   E. 使患者感觉舒适
8. 盆腔器官手术前导尿目的是________（单选题）
   A. 收集尿标本，进行培养　B. 放出尿液减轻患者痛苦
   C. 测定膀胱压力和容量　D. 排空膀胱，避免术中误伤
   E. 保持会阴部清洁
9. 插导尿管前，再次消毒女性尿道口和小阴唇的顺序为________（单选题）
   A. 自上而下，由内向外　B. 自下而上，由外向内
   C. 自上而下，由外向内　D. 自下而上，由内向外
   E. 由外向内，再由内向外
10. 留置导尿管患者的护理哪项**不符合**要求________（单选题）
    A. 引流管不能提高，防止尿液逆流　B. 尿道口应每日消毒一次
    C. 引流管不可受压，扭曲　D. 及时观察记录尿量和性状
    E. 离床活动时应拔除导尿管

七、自我评价与反思

1. 为什么说导尿术对患者是一种潜在性损伤，你认为应如何将此损伤减轻到最低程度？

2. 你认为应如何防止留置导尿患者发生泌尿系统感染？

3. 你认为患者对导尿或留置导尿可能会有什么想法？如何体现对患者的关心和尊重？如何正确指导患者有效配合插管和留置导尿护理？

31 实习 31 口服给药术

一、实习目的

1. 理解给药原则，并在实践过程中有效运用。
2. 能根据药物的剂型、服用方法和时间正确摆药、对药。
3. 掌握正确发药的方法。
4. 熟悉发药时的护患沟通。

二、实习方法

1. 根据服药本（约 5~7 位患者的药物，包含各种剂型）练习各种药物摆药、查对的方法。
2. 3~4 人一组练习摆药、查对，每人至少摆药或查对所有患者的药物一遍。
3. 以实训室为某护理单元，练习发药方法及发药时的护患沟通，由 1~2 名同学扮演护士，其他同学扮演患者。

三、实施要求与建议

1. 严格遵守给药原则，严格三查七对。
2. 正确完成各种剂型、给药途径、给药时间的药物的摆药。
3. 讨论发药时护士与患者需要沟通的内容及发药过程中的注意事项。
4. 复习药物保管的基本原则。
5. 讨论如何保障患者安全用药。

四、实习用物

1. 服药本（包含各种剂型、给药方式、给药时间的药物）。
2. 药架及各种药物。
3. 药匙、量杯、滴管、研钵。
4. 药杯、包药纸、湿纱布、夜间用药专用药盒。
5. 内装温水的水壶。
6. 床号牌或小药卡（根据需要备）。
7. 发药车和药盘。

五、操作流程与方法

操作流程	操作方法
准备 （治疗室） ↓	● 护士：着装整洁，洗手、戴口罩 ● 环境：清洁、宽敞、干燥 ● 用物：根据服药本查看所需药物是否齐全、是否在有效期内、是否足量，准备摆药、查对所需用物并放于适宜位置
摆药 ↓	● 备药杯：根据服药本，将小药卡或床号牌顺次插入药盘内，放好药杯 ● 取药：依据药物不同剂型采取不同的取药方法取药（固体药用药匙，水剂摇匀后用量杯取），取药后放回原处 ● 摆药：按照查对制度，对照服药本逐个摆药（先配固体药后配水剂，含服药、夜间药另放） ● 物品归位：摆完所有患者的药物后，将物品归还原处
核对药物 ↓	● 对照服药本，与另一名护士一起仔细核对每位患者的药物 ● 严格三查七对 ● 按需正确研磨药物
发药 （患者处） ↓	● 备物：洗手，备齐用物后按服药本将全部患者的药物核对一遍，携服药本、发药车至患者处 ● 核对：逐一双向核对患者床号、姓名、腕带，核对发药本上每一患者的药名、浓度、剂量、用法、时间 ● 评估：评估患者病情、用药目的、服药相关知识等 ● 宣教：进行用药指导，解释服药目的及注意事项 ● 发药到手、服药到口、咽下再走：将药物发给患者，协助患者服药，再次查对，待患者咽下后离开 ● 逐个发药：按顺序依次发放剩余患者的药物，每次只发放一位患者的药物 ● 未服取回：因故未服药者，将药带回保存，并交班
整理记录	● 发药完毕，推车回治疗室，整理用物，必要时记录

六、练　习　题

1. 在用药匙从药瓶中取药片时一次________（单选题）
   A. 取一顿的量　　B. 取两顿的量
   C. 取一天的量　　D. 只取 1 粒
   E. 随便取多少，放进药杯准确即可
2. 以下取药方法**错误**的是________（单选题）
   A. 量取液体药液时，所需刻度和视线相平
   B. 需要磨碎的药物，摆好药后及时磨碎
   C. 既有固体药又有水剂时，先取固体药
   D. 药液不足 1ml 时可采用稀释法
   E. 液体药液不宜稀释时，可滴于饼干或馒头上让患者服下
3. 以下用药指导**错误**的是________（单选题）
   A. 助消化的药应在饭后服　　B. 对胃肠道有刺激的药物应在饭后服
   C. 健胃及增进食欲的药物应在饭后服　　D. 胃黏膜保护剂应在饭前服
   E. 磺胺类药物服用后要多喝水
4. 在发药过程中，以下**不正确**的是________（单选题）

A. 发药前评估患者的相关情况
B. 严格执行查对制度
C. 按药物的性质、疗效正确指导患者服药
D. 要进行特殊检查的患者提前发药
E. 随时观察服药效果及不良反应

5. 发药时，如患者提出疑问，护士应________(单选题)
A. 重新核对确保无误
B. 弃去药物，重新配药
C. 酌情使用
D. 不能使用
E. 报告医生

6. 以下药物使用前需测脉率、脉律的是________(单选题)
A. 巴比妥钠
B. 氨茶碱
C. 地高辛
D. 氯丙嗪
E. 可待因

7. 以下**不需要**用到包药纸的是________(多选题)
A. 口含的药物
B. 片剂
C. 夜间用药
D. 胶囊状药物
E. 粉末状药物

七、自我评价与反思

1. 怎样保证患者服药安全？
2. 如何指导患者正确用药？
3. 如果患者拒绝服药，作为护士你应该如何处理？

实习 32
药液抽吸术

一、实 习 目 的

1. 理解注射原则,并在实施过程中运用。
2. 熟悉常用注射用物。
3. 掌握自小安瓿、自大安瓿、自密封瓶内抽吸药液的基本方法。
4. 掌握正确的持针手法。

二、实 习 方 法

根据模拟的注射单或医嘱本,每人练习自小安瓿、自大安瓿、自密封瓶内抽吸药液的方法和持针手法。

三、实施要求与建议

1. 严格遵守注射原则。
2. 保持针梗、活塞、药液无污染。
3. 掰安瓿做到　玻璃不碎、手不破。
4. 抽吸药液做到　药量正确、一滴不漏、空气排尽、不浪费药液。

四、实 习 用 物

1. 注射盘(包括安尔碘消毒液、无菌持物钳、砂轮、棉签、弯盘、开瓶器)。
2. 注射器和针头(按需备)。
3. 药液(按医嘱备)。
4. 医嘱本或注射单。
5. 无菌治疗巾或大纱布。
6. 速干手消毒液。

五、操作流程与方法

操作流程	操作方法
准备 ↓	● 环境:清洁、宽敞,湿式清洁操作台面 ● 护士:着装整洁,洗手、戴口罩 ● 用物:根据医嘱查看所需用物是否备齐,检查有效期
铺无菌盘 ↓	● 铺无菌治疗巾于注射盘内备用
查对 ↓	● 按医嘱查对注射药液的药名、浓度、剂量、有效期,以及药物质量、包装是否密封 ● 第二人再查对
自安瓿内抽吸	
锯安瓿 ↓	● 弹颈:将安瓿尖端药液弹至颈部 ● 消毒:用消毒液消毒安瓿颈部及砂轮 ● 锯颈:用砂轮在安瓿颈部划一锯痕 ● 再消毒:用消毒液再次消毒安瓿颈部以拭去碎屑
掰安瓿 ↓	● 掰安瓿颈部(做到安瓿不碎、手不破) ● 将安瓿放至注射盘内备用
抽吸药液 ↓	● 选物:选取合适的注射器和针头 ● 再次核对药物 ● 夹持:以左手示指和中指夹持小安瓿,用剩余左手指夹持注射器;以左手拇指和示指夹持大安瓿,左手剩余手指和大鱼际肌夹持注射器 ● 抽药:将注射器针尖斜面向下放入安瓿液面下,右手抽活塞吸药至需要量或吸尽
自密封瓶内抽吸	
启盖消毒 ↓	● 用启瓶器除去铝盖中心部分 ● 常规消毒铝盖橡胶部分、铝盖及铝盖周围,待干
抽气夹瓶 ↓	● 选取合适的注射器和针头 ● 再次核对药物 ● 用注射器抽取和所需抽吸药量等量的空气 ● 小密封瓶以小安瓿法夹持瓶颈,大密封瓶以大安瓿法夹持瓶颈
注气抽药 ↓	● 将注射器针头刺入瓶塞内,推注空气 ● 倒转药瓶及注射器,使针尖斜面在液面下,右手抽活塞吸药至需要量或吸尽
固定拔针 ↓	● 以右手示指固定针栓 ● 拔出针头
排空气 ↓	● 将注射器针头垂直向上,使乳头位于最高点,推拉活塞,驱出空气
保持无菌	● 将保护套或空安瓿、密封瓶套在针头上 ● 再次查对后,放入无菌巾内备用

六、练　习　题

1. 以下<u>不需要</u>保持无菌的是________(单选题)

A. 活塞　　B. 针尖　　C. 针梗　　D. 针栓　　E. 乳头

2. **不需要**抽回血的注射术是________（单选题）

A. 皮内注射术　　B. 皮下注射术　　C. 肌内注射术

D. 静脉注射术　　E. 动脉注射术

3. 自密封瓶内吸药，在抽吸药液前，先向瓶内注入的空气量为________（单选题）

A. 少于抽出药液量　　B. 与抽吸药液量相等　　C. 大于抽出药液量

D. 不需注入　　E. 不限量

4. 以下正确的注射原则有________（多选题）

A. 药液在注射前配制、抽取

B. 根据药液的黏稠度选择合适的注射器

C. 消毒皮肤时范围要不小于 5cm

D. 注射部位应无瘢痕、硬结和破溃

E. 各种注射术均需抽回血

5. 注射部位选择方法正确的是________（多选题）

A. 应避开神经血管处

B. 切勿在有炎症、硬结及皮肤病处进针

C. 长期注射的患者应经常更换注射部位

D. 注射部位应无瘢痕和破溃

E. 静脉注射时应由近心端到远心端进行选择

七、自我评价与反思

1. 抽吸药液时应如何做到三查七对？
2. 你在抽吸药液时有无药液漏出？怎样才能保证抽吸药液剂量准确、不污染？
3. 在抽吸药液过程中需要注意哪些注射原则？

33 实习 33 皮下注射术

一、实习目的

1. 复习药液抽吸术、平执式持针法。
2. 熟悉皮下注射时所需用物。
3. 掌握皮下注射的定位方法和实施方法。
4. 熟悉皮下注射时的护患沟通。

二、实习方法

1. 根据模拟临床情境 / 病例练习皮下注射时的护患沟通。
2. 在模型上模拟练习皮下注射术的持针和进针方法。
3. 2 人一小组，在教员指导下相互练习皮下注射的部位选取和实施。

参考临床模拟情境：

患者孙军，男，55 岁，因患糖尿病需每日注射胰岛素，医生医嘱如下：

5 床　孙军　诺和灵 30R　10U　H　tid（饭前 30 分钟）

三、实施要求与建议

1. 严格遵守无菌原则和查对制度。
2. 注射部位选择正确，进针角度、深度合适，剂量准确，手法符合要求，注射时做到“两快一慢”。
3. 根据情境和患者有效沟通，态度认真，动作轻稳，体现爱伤观念。
4. 正确处理注射后用物。

四、实习用物

1. 注射盘。
2. 1~2ml 注射器及针头。
3. 注射单或医嘱本。
4. 药液（按医嘱备）。
5. 速干手消毒液。
6. 锐器盒（放置使用后的针头）。

五、操作流程与方法

操作流程	操作方法
评估解释（患者处）↓	● 查对医嘱或治疗单，按要求处理医嘱 ● 双向核对床号、姓名、腕带，评估患者病情、用药、合作程度等情况 ● 向患者解释目的和注意问题 ● 询问患者有无特殊需要
准备（治疗室）↓	● 环境：清洁、宽敞，湿式清洁操作台面 ● 护士：着装整洁，洗手、戴口罩 ● 用物：按医嘱查对注射药液的药名、浓度、剂量、有效期，以及药物质量、包装是否密封 ● 第二人再查对
备药↓	● 铺无菌巾于注射盘内 ● 按医嘱抽取适量药液，排气，针尖套保护套或空安瓿 ● 再次查对，放入无菌巾内备用
查对（患者处）↓	● 至患者处查对床号、姓名、药名、浓度、剂量、给药时间、给药方法
选位消毒↓	● 结合治疗目的正确选择合适的体位和注射部位 ● 长期注射患者需制定注射部位更换计划 ● 常规消毒注射部位皮肤
排气↓	● 再次查对，备干棉签 ● 再次排尽注射器内空气
进针推药↓	● 绷紧注射点皮肤，平执式持注射器，针尖斜面向上，与皮肤呈 30°~40° 快速刺入皮下，进针约 1/2 或 2/3 ● 固定注射器，抽吸无回血后，缓慢推注药液 ● 观察患者反应，询问患者感受
拔针按压↓	● 注射完毕，用棉签轻压针刺处，快速拔针，按压片刻 ● 再次核对，交代患者注意事项
整理记录	● 协助患者取舒适卧位，整理床单位 ● 整理用物，针头置于锐器盒，注射器浸泡于消毒液 ● 洗手，记录

六、练　习　题

1. 皮下注射是将药物注入________（单选题）
   A. 表皮　　B. 表皮与真皮之间　　C. 真皮
   D. 真皮和皮下组织之间　　E. 皮下组织
2. 对于皮下注射，下述**错误**的是________（单选题）
   A. 注射部位要常规消毒
   B. 药量少于 1ml 时需用 1ml 注射器抽取
   C. 注射器与皮肤呈 90° 刺入
   D. 进针长度为针梗的 1/2 或 2/3
   E. 针尖斜面向上

3. 在三角肌下缘进行皮下注射时，针头需稍偏向________（单选题）

A. 上　　B. 下　　C. 内　　D. 外　　E. 垂直

4. 皮下注射的进针角度为________（单选题）

A. 0°~5°　　B. 30°~40°　　C. 45°　　D. 60°　　E. 90°

5. 以下哪项是皮内注射和皮下注射相同的________（单选题）

A. 持针方法　　B. 进针角度　　C. 进针深度

D. 抽回血　　E. 拔针后按压

七、自我评价与反思

1. 面对胖瘦不同患者，如何保证皮下注射的深度恰当？
2. 全身大面积烧伤患者如何选择部位实施皮下注射术？
3. 如何指导患者有效配合注射？如何体现对患者的关心？
4. 如何保障患者注射安全？

34 实习 34 皮内注射术

一、实习目的

1. 复习药液抽吸法、平执式持针法。
2. 熟悉皮内注射术所需用物。
3. 掌握皮内注射术的定位方法和实施方法。

二、实习方法

1. 在模型上模拟练习皮内注射的持针和进针方法。
2. 2 人一小组,在教员指导下,相互练习皮内注射的部位选取和实施。

参考模拟临床情境:

患者王芳,女,28 岁,发热、咽痛 2 天来急诊就诊,医生根据查体、抽血检查结果诊断为急性扁桃体炎,决定为其使用青霉素类抗生素。青霉素皮试结果可疑阳性,需行生理盐水对照试验。医生医嘱:

1 床　王芳　青霉素皮试(　　)　st

　　　　　　生理盐水对照试验　st

三、实施要求与建议

1. 严格遵循无菌原则和查对制度。
2. 严格询问"三史"。
3. 注射部位选择正确,进针角度、深度合适,剂量准确,手法符合要求,注射后局部皮丘隆起、呈现毛孔。
4. 根据情境和患者有效沟通,严肃认真,动作轻稳,体现爱伤观念。
5. 正确处理注射后用物。
6. 讨论皮内注射失败的原因。

四、实习用物

1. 注射盘(消毒液为 75% 乙醇)。
2. 1ml 注射器及针头。
3. 注射单或医嘱本。

4. 药液(按医嘱备)。
5. 速干手消毒液。
6. 锐器盒(放置使用后的针头)。

五、操作流程与方法

操作流程	操作方法
评估解释 (患者处) ↓	● 查对医嘱或治疗单,按要求处理医嘱 ● 双向核对床号、姓名、腕带,评估患者病情、用药、合作程度等情况,如皮试还要询问三史(过敏史、用药史、家族史) ● 向患者解释目的和注意问题 ● 询问患者有无特殊需要
准备 (治疗室) ↓	● 环境:清洁、宽敞,湿式清洁操作台面 ● 护士:着装整洁,洗手、戴口罩 ● 用物:按医嘱查对注射药液的药名、浓度、剂量、有效期,以及药物质量、包装是否密封 ● 第二人再查对
备药 ↓	● 铺无菌巾于注射盘内 ● 按医嘱抽取适量药液,排气,针尖套保护套或空安瓿,放入无菌巾内备用
查对选位 (患者处) ↓	● 至患者处查对床号、姓名、药名、浓度、剂量、给药时间、给药方法 ● 根据选位的原则和治疗目的选取注射部位
消毒排气 ↓	● 用生理盐水擦拭注射部位皮肤 ● 再次排气
绷皮进针 ↓	● 再次查对 ● 绷紧注射点皮肤,平执式持注射器,针尖斜面向上,与皮肤呈 5° 刺入皮肤 ● 针尖斜面进入皮内后,放平注射器,一手固定注射器,一手推注药液 0.1ml,局部形成一隆起的皮丘
拔针交代 ↓	● 注射完毕,迅速拔出针头 ● 再次核对,交代患者注意事项
整理记录	● 整理用物,针头置于锐器盒,注射器浸泡于消毒液 ● 洗手,记录。如皮试需 20 分钟后观察结果

六、练　习　题

1. 皮内注射是将药液注入________(单选题)
   A. 表皮　　B. 表皮与真皮之间　　C. 真皮
   D. 真皮与皮下组织　　E. 皮下组织
2. 皮内注射时选用的消毒剂通常是________(单选题)
   A. 酒精　　B. 碘酒　　C. 碘伏
   D. 安尔碘　　E. 过氧化氢
3. 以下对皮内注射描述**错误**的是________(单选题)
   A. 平执式持注射器　　B. 进针角度 5°
   C. 针尖斜面刺入皮内即可　　D. 拔针后立即按压

E. 拔针后不可抓、挠

4. 皮内注射的用途**不包括** ________（多选题）

A. 过敏试验　　B. 诊断性检查　　C. 局麻先驱步骤

D. 预防接种　　E. 给予药物

七、自我评价与反思

1. 你注射时是否刺入过深？怎样才能避免刺入过深？
2. 皮肤过敏试验时，如果消毒范围内均发红，你考虑是何原因？应如何处理？
3. 与皮下注射相比，皮内注射有哪些相同和不同之处？

实习 35
肌内注射术

一、实习目的

1. 复习药液抽吸、执笔式持针法。
2. 熟悉肌内注射所需用物。
3. 掌握肌内注射时的定位方法和实施方法。
4. 熟悉不同体位时患者肌内注射的体位安置要求。
5. 熟悉肌内注射时的护患沟通。

二、实习方法

1. 根据模拟临床情境 / 病例练习肌内注射时的护患沟通。
2. 在模型上模拟练习肌内注射的持针和进针方法。
3. 2 人一小组，在教员指导下相互练习肌内注射的部位选取和实施。

参考临床模拟情境：

患者吴云霞，女，35 岁，反复发热 2 天，测量体温 39.2℃，经物理降温效果不明显，医生医嘱：
2 床　吴云霞　复方氨林巴比妥　2ml　IM　st

三、实施要求与建议

1. 严格遵守无菌原则和查对制度。
2. 注射部位选择正确，进针角度、深度合适，剂量准确，手法符合要求，注射时做到“两快一慢”。
3. 根据情境与患者有效沟通，态度认真，动作轻稳，体位安置舒适，注意保暖，体现爱伤观念。
4. 正确处理注射后用物。
5. 讨论与皮下注射的异同点。
6. 讨论肌内注射的注意事项。

四、实习用物

1. 注射盘。
2. 2~5ml 或 10ml 注射器及针头。
3. 注射单或医嘱本。

4. 药液(按医嘱备)。
5. 速干手消毒液。
6. 锐器盒(放置使用后的针头)。

五、操作流程与方法

操作流程	操作方法
评估解释 (患者处) ↓	● 查对医嘱或治疗单,按要求处理医嘱 ● 双向核对床号、姓名、腕带,评估患者病情、用药、合作程度等情况 ● 向患者解释目的和注意问题 ● 询问患者有无特殊需要
准备 (治疗室) ↓	● 环境:清洁、宽敞,湿式清洁操作台面 ● 护士:着装整洁,洗手、戴口罩 ● 用物:按医嘱查对注射药液的药名、浓度、剂量、有效期,以及药物质量、包装是否密封 ● 第二人再查对
备药 ↓	● 铺无菌巾于注射盘内 ● 按医嘱抽取适量药液,排气,针尖套保护套或空安瓿 ● 再次查对,放入无菌巾内备用
查对 (患者处) ↓	● 至患者处查对床号、姓名、药名、浓度、剂量、给药时间、给药方法
选位消毒 ↓	● 指导患者摆放合适体位以使肌肉放松,注意保暖 ● 结合治疗目的选择注射部位,定位准确 ● 长期注射患者需制订注射部位更换计划 ● 常规消毒注射部位皮肤
排气 ↓	● 再次查对,备干棉签 ● 再次排尽注射器内空气
进针推药 ↓	● 绷紧注射点皮肤,以执笔式持注射器,与皮肤呈 90° 快速进针 ● 固定注射器,回抽无回血,缓慢推注药液 ● 观察患者反应,询问患者感受
拔针按压 ↓	● 注射完毕,用干棉签轻压针刺处,快速拔针,按压片刻 ● 再次查对,交代注意事项
整理记录 (治疗室)	● 协助患者取舒适卧位,整理床单位 ● 整理用物,针头置于锐器盒,注射器浸泡于消毒液 ● 洗手,记录

六、练　习　题

1. 肌内注射时,以下选位方法的描述**错误**的是________(单选题)
   A. 臀大肌:从尾骨向左或向右划一水平线,然后从髂嵴最高点作一垂线,选其外上象限并避开内角
   B. 臀大肌:取髂前上棘和尾骨连线的外上 1/3 处
   C. 臀中、小肌:以示指尖和中指尖分别置于髂前上棘和髂嵴下缘处,在示指和中指构成的角内

D. 臀中、小肌：髂前上棘外侧三横指处（以患者手指为准）

E. 股外侧肌：大腿外侧，髋关节以下、膝关节以上 10cm，宽约 7.5cm 的区域

2. 肌内注射时，为使臀部肌肉放松，可采取一些体位，以下描述**错误**的是________（单选题）

A. 仰卧位：用于不能翻身的患者　　B. 俯卧位：足尖相对，足跟分开

C. 侧卧位：下腿伸直，上腿弯曲　　D. 侧卧位：下腿弯曲，上腿伸直

E. 坐位：位置要稍高，便于操作

3. 肌内注射的进针角度为________（单选题）

A. 0°~5°　B. 30°~40°　C. 45°　D. 60°　E. 90°

4. 肌内注射时出现以下情况，处理正确的是________（多选题）

A. 有大量回血时，需迅速拔针，按压注射点

B. 有回血，继续注射

C. 有少量回血，可将针头拔出少许，再回抽，无回血可推药

D. 无回血，缓慢推注药液

E. 进针后直接注射药液

5. 肌内注射与皮下注射相比，相同的有________（多选题）

A. 抽回血　B. 进针角度　C. 进针深度

D. “两快一慢”　E. 持针手法

七、自我评价与反思

1. 为小儿进行臀部肌内注射时，有可能发生哪些问题？如何预防？
2. 肌内注射时，进针过深、过浅会导致什么结果？如何保证进针深度恰当？
3. 采用不同部位肌内注射时，应如何指导患者有效配合安置合适体位？
4. 为患者实施肌内注射时，如患者非常紧张可能会出现什么问题？如何指导患者有效放松？

36

实习 36 静脉注射术

一、实习目的

1. 掌握正确选择静脉的方法。
2. 熟悉静脉注射术所需用物。
3. 掌握正确实施静脉注射术的方法。
4. 了解静脉穿刺失败的常见原因及处理方法。
5. 初步了解特殊患者静脉穿刺的方法。
6. 熟悉静脉注射时的护患沟通。

二、实习方法

1. 根据模拟临床情境 / 病例练习静脉注射时的护患沟通。
2. 在模型上模拟练习静脉穿刺手法。
3. 2 人一组，相互练习静脉注射的部位选取和静脉注射术实施。

参考模拟临床情境 1：

患者王丽，女，30 岁，因反复发作不明原因的全身荨麻疹收治入院，医生医嘱如下：

1 床　王丽　10% 葡萄糖酸钙 10ml　IV　qd

参考模拟临床情境 2：

患者李建生，男，62 岁，突发急性广泛性心肌梗死，致左心衰竭，医生医嘱如下：

3 床　李建生　5% 葡萄糖 20ml
西地兰 0.4mg　} IV　st

三、实施要求与建议

1. 严格遵守注射原则和无菌原则。
2. 进针手法正确，明显血管一针见血。
3. 根据情境和患者有效沟通，动作轻稳，体现爱伤观念。
4. 正确处理注射后用物。
5. 讨论常用的静脉注射部位及其选取原则。
6. 讨论静脉穿刺失败的常见原因及处理方法。
7. 讨论特殊患者的静脉穿刺法。

四、实 习 用 物

1. 注射盘内备　皮肤消毒液、弯盘、无菌棉签、砂轮、止血带、胶布或贴膜、10~20ml 无菌注射器、7~9 号或 12 号无菌针头、6~7 号无菌输液针头(按需备)。

2. 注射单或医嘱本。

3. 药液(根据医嘱备)。

4. 无菌纱布或无菌治疗巾。

5. 小垫枕及消毒纸巾(按需备)。

6. 速干手消毒液。

7. 锐器盒(放置使用后的针头)。

五、操作流程与方法

操作流程	操作方法
评估解释 (患者处) ↓	● 查对医嘱或治疗单,按要求处理医嘱 ● 双向核对床号、姓名、腕带,评估患者病情、用药、合作程度等情况 ● 向患者解释目的和注意问题 ● 询问患者有无特殊需要
准备 (治疗室) ↓	● 环境:清洁、宽敞,湿式清洁操作台面 ● 护士:着装整洁,洗手、戴口罩 ● 用物:按医嘱查对注射药液的药名、浓度、剂量、有效期,以及药物质量、包装是否密封 ● 第二人再查对
备药 ↓	● 铺无菌巾于注射盘内 ● 按医嘱抽取所需药液,排气,针尖套保护套或空安瓿 ● 再次查对,放入无菌巾内备用
查对 (患者处) ↓	● 至患者处查对床号、姓名、药名、浓度、剂量、给药时间、给药方法
选静脉 ↓	● 一看:初步选择静脉注射部位(选择粗、直、弹性好的血管,避开炎症、瘢痕、硬结等处),按需垫软枕或消毒纸巾 ● 二扎:扎止血带,注射部位上方 6cm 处,末端向上,若为上肢嘱患者握拳 ● 三摸:以手指探明所选静脉的走向和深浅
消毒进针 ↓	● 以穿刺点为中心常规消毒,或者安尔碘消毒两遍,待干,消毒直径范围大于 5cm ● 换针头(按需要),排尽空气 ● 再次查对,备胶布或贴膜 ● 左手绷紧静脉下方皮肤,固定静脉,右手持针,针尖斜面向上,以 15°~30° 从静脉上方或侧方刺入皮下,再沿静脉走向刺入血管,见回血,再沿静脉方向进针少许 ● 二松:松止血带,嘱患者松拳,固定针头
推药观察 ↓	● 根据病情、药液性质、年龄等推注药液 ● 注意倾听患者的主诉,观察局部反应及病情变化
拔针按压 ↓	● 注射完毕,快速拔出针头 ● 用棉签或贴膜沿血管纵向压迫至无渗血

续表

操作流程	操作方法
整理记录（治疗室）	● 再次查对，交代注意事项 ● 协助患者取舒适卧位，整理床单位 ● 正确处理用物 ● 洗手，记录

六、练　习　题

1. 护士在为患者张某静脉注射25%葡萄糖溶液时，患者自述疼痛，推注时稍有阻力，推注部位局部隆起，抽无回血，此情况应考虑是________（单选题）

A. 针头滑出血管外　　B. 针头部分阻塞
C. 针头斜面紧贴血管壁　　D. 静脉痉挛
E. 针尖斜面一部分穿透下面血管壁

2. 下列发挥药效最快的给药途径是________（单选题）

A. 口服　　B. 皮下注射　　C. 吸入
D. 静脉注射　　E. 外敷

3. 股静脉穿刺部位为________（单选题）

A. 股动脉内侧0.5cm　　B. 股动脉外侧0.5cm　　C. 股神经内侧0.5cm
D. 股神经外侧0.5cm　　E. 股动脉和股神经之间

4. 选取静脉注射部位时应注意________（多选题）

A. 选取粗且直，有弹性的血管　　B. 整条血管的任何部位都可以注射
C. 避开关节和静脉瓣　　D. 避开硬结和瘢痕
E. 不易滑动而易固定的血管

5. 长期静脉注射者为保护血管应________（多选题）

A. 由小到大选择静脉　　B. 由远心端到近心端选择静脉
C. 制定静脉使用计划　　D. 注射化疗药物前后要注入生理盐水
E. 患者每次注射尽量选用同一条静脉

6. 推注药液的速度应考虑哪些因素________（多选题）

A. 患者的年龄　　B. 患者的性别　　C. 药液的性质
D. 患者的病情　　E. 血管的情况

七、自我评价与反思

1. 你在实施静脉注射时静脉选择是否恰当？
2. 你实施静脉注射的操作是否成功？穿刺失败的可能原因是什么？如何处理？
3. 如何减少患者不适的感觉？
4. 给患者静脉注射时，应如何掌握推注药液的速度？

37 实习37 药物过敏试验

一、实 习 目 的

1. 复习皮内注射法。
2. 掌握药物过敏试验药液的配制方法。
3. 熟悉药物过敏试验前后的注意事项以及护患沟通。

二、实 习 方 法

1. 根据模拟临床情境/病例练习药物过敏试验过程的护患沟通。
2. 2人一小组,在教员指导下,练习过敏试验药液的配制并相互实施。

参考临床模拟情境:

患者周芸,女,18岁,患"急性扁桃体炎",需要注射青霉素,医嘱如下:

3床　周芸　青霉素皮试(　　)　st

三、实施要求与建议

1. 严格遵守无菌原则和查对制度。
2. 皮试液配制方法正确、剂量准确,进针角度、深度合适,皮丘隆起明显。
3. 根据情境与患者有效沟通,问"三史"全面、细致,体现爱伤观念。
4. 正确处理注射后用物。
5. 讨论青霉素过敏性休克的急救和护理。
6. 讨论过敏试验阳性结果的处理方法。
7. 复习各种需做过敏试验药物的注入剂量及皮试液配制方法。

四、实 习 用 物

1. 注射盘(消毒液为70%乙醇)。
2. 5ml、1ml注射器各1副。
3. 皮试药物(按医嘱备,学生练习时可用灭菌空密封瓶取代)。
4. 生理盐水10ml。
5. 医嘱本。

6. 急救盒（内备 0.1% 盐酸肾上腺素 1ml、2ml 注射器、砂轮）。
7. 锐器盒（放置使用后的针头）。
8. 速干手消毒液。

五、操作流程与方法

操作流程	操作方法
评估解释 （患者处） ↓	● 查对医嘱或治疗单，按要求处理医嘱 ● 双向核对床号、姓名、腕带，评估患者病情、用药史、过敏史、家族史 ● 向患者解释目的和注意事项 ● 询问患者有无特殊需要
准备 （治疗室） ↓	● 环境：清洁、宽敞，湿式清洁操作台面 ● 护士：着装整洁，洗手、戴口罩 ● 用物：按医嘱查对皮试药物的药名、浓度、剂量、有效期，以及药物质量、包装是否密封 ● 第二人再查对
皮试液配制 （治疗室） ↓	● 铺盘：铺无菌巾于注射盘内 ● 消毒：开启密封瓶，消毒瓶塞和瓶盖 ● 稀释：抽取 4ml 生理盐水注入 80 万 U 青霉素瓶内 ● “三抽两推”：用 1ml 注射器抽取 0.1ml 青霉素稀释液，抽生理盐水至 1ml，混匀，推至 0.1ml（一抽一推）；再抽生理盐水至 1ml，混匀，推至 0.1ml（两抽两推）；最后再抽生理盐水至 1ml（三抽），混匀 ● 换针头：更换小针头，排气，套针帽，放入无菌巾内备用
核对解释 （患者处） ↓	● 携治疗盘、急救盒、医嘱本至患者处 ● 再次核对患者床号、姓名，查对药液 ● 协助患者取舒适卧位
注射 ↓	● 选部位：选择合适的注射部位 ● 消毒：70% 乙醇消毒注射部位，待干 ● 绷皮进针：左手绷皮，右手持针进行皮内注射 0.1ml
指导观察 ↓	● 交代患者注意事项 ● 床旁观察患者反应 5 分钟后再离开 ● 20 分钟后观察皮试结果，并正确处理，做好相应标记
整理记录 （治疗室）	● 再次查对，交代注意事项 ● 协助患者取舒适卧位，整理床单位 ● 正确处理用物 ● 洗手，记录

六、练　习　题

1. 判断青霉素皮试结果的依据，以下<u>不正确</u>的是________（单选题）
   A. 出现红晕硬结，直径大于 1.5cm，红晕超过 4cm
   B. 周围出现伪足
   C. 局部皮丘隆起
   D. 患者主诉痒、胸闷等感觉
   E. 严重时会出现过敏性休克

2. 青霉素的原始剂量为 80 万 U,经“三抽两推”后,其浓度变为________(单选题)

A. 20U/ml　　B. 200U/ml　　C. 2000U/ml

D. 2 万 U/ml　　E. 20 万 U/ml

3. 破伤风抗毒素药液的原始浓度为 1500IU,配制后皮试液浓度为________(单选题)

A. 15IU/ml　　B. 150IU/ml　　C. 20IU/ml

D. 200IU/ml　　E. 100IU/ml

4. 患者在青霉素皮试后突然出现了休克,作为护士,首先应________(单选题)

A. 去通知医生　　B. 观察生命体征　　C. 让患者平卧

D. 吸氧　　E. 应用升压药

5. 在进行药物过敏试验前,需要询问患者一些情况,**不包括**________(多选题)

A. 用药史　　B. 检查史　　C. 手术史　　D. 过敏史　　E. 家族史

6. 急救盒内的物品包括________(多选题)

A. 0.1% 盐酸肾上腺素　　B. 消毒液　　C. 注射器

D. 砂轮　　E. 棉签

7. 青霉素皮试注射后,护士需要交代患者的内容包括________(多选题)

A. 不能按压、抓挠

B. 15 分钟内不要离开患者处

C. 15 分钟后护士会来观察结果

D. 如果有痒、胸闷等感觉要立即通知护士

E. 局部发红、有轻微痒感为正常现象,不必慌张

七、自我评价与反思

1. 青霉素过敏实验阳性患者要更换药物,而破伤风抗毒素过敏试验阳性的患者是进行脱敏注射,为什么?

2. 对于过敏试验阴性的患者,护士是否就可以放心地注射了?为什么?

3. 各种药物过敏试验的剂量有何不同?如何配制?

4. 在为患者实施药物过敏试验时,如何保证患者的安全?

5. 为患者实施药物过敏试验时,如患者出现药物过敏反应,应如何正确处理?

实习 38 周围静脉输液术

一、实 习 目 的

1. 掌握密闭式周围静脉输液术的实施。
2. 复习正确选择静脉的方法。
3. 掌握常见输液故障的原因判断及其处理方法。
4. 掌握输液滴数的计算。
5. 熟悉常见输液反应的临床表现及处理方法。
6. 熟悉周围静脉输液时的护患沟通。
7. 了解静脉输液的常用药液和输液基本原则。

二、实 习 方 法

1. 根据模拟临床情境 / 病例练习周围静脉输液时的护患沟通。
2. 2 人一组，相互练习密闭式周围静脉输液的实施。

参考模拟临床情境 1：

患者顾芳，女，20 岁，因患“上呼吸道感染”，医生医嘱如下：

床号	姓名	药物	剂量	用法
1 床	顾芳	0.9% 氯化钠注射液	100ml	VD bid
		先锋霉素Ⅵ号	2.0g	
		5% 葡萄糖氯化钠注射液	500ml	VD qd
		维生素 C 注射液	2g	

参考模拟临床情境 2：

患者李易华，男，68 岁，因患“冠心病”，医生医嘱：

床号	姓名	药物	剂量	用法
11 床	李易华	5% 葡萄糖注射液	250ml	VD qd
		复方丹参注射液	20ml	
		5% 葡萄糖注射液	250ml	VD qd
		硝酸甘油	5mg	

三、实施要求与建议

1. 严格遵守注射原则和查对制度。
2. 排气方法正确，一次成功；扎止血带方法正确，松紧适宜；进针手法正确，明显血管一针见血，动作连贯,操作有序。

3. 根据情境和患者有效沟通,护患交流自然、亲切,符合情境。

4. 态度认真,动作轻稳,体现爱伤观念。

5. 讨论常见输液故障的原因和排除方法。

6. 讨论常见输液反应的原因、临床表现和处理原则。

7. 正确处理输液后用物。

四、实 习 用 物

1. 注射盘内备　一次性无菌注射器(加药用)、输液器、头皮针、输液贴或胶布、皮肤消毒液、棉签、止血带、弯盘、砂轮、启瓶器。

2. 输液执行单或治疗本、输液瓶签。

3. 药物及溶液(按医嘱备)。

4. 瓶套或吊篮、输液架。

5. 小垫枕及消毒纸巾(按需备)。

6. 输液巡视卡。

7. 秒表、笔。

8. 锐器盒(放置使用后的针头)。

9. 必要时备夹板、绷带、棉垫、输液泵。

10. 速干手消毒液。

五、操作流程与方法

操作流程	操作方法
评估、解释 (患者处) ↓	● 查对医嘱或治疗本,按要求处理临时医嘱 ● 双向核对患者床号、姓名、腕带 ● 向患者解释静脉输液的目的、方法、注意事项、药物的作用及配合要点,取得患者和家属配合 ● 评估患者的病情、治疗情况、意识状态、肢体活动能力、合作程度、局部静脉,询问患者输液前是否有特殊需要
准备 (治疗室) ↓	● 环境:清洁、宽敞,湿式清洁操作台面 ● 护士:着装整洁,洗手、戴口罩
查对 (治疗室) ↓	● 根据医嘱,核对输液卡、药液瓶签(药名、浓度、剂量和有效期)和药液的质量 ● 两人核对
填粘输液瓶签 ↓	● 严格按注射执行单或治疗本填写输液瓶签,并将核对好的输液瓶签倒贴于输液瓶上
加药摇匀 ↓	● 套上瓶套,用启瓶器开启液体瓶铝盖的中心部分,常规消毒瓶塞后按医嘱加入药物,加药毕检查、摇匀,签全名
备输液器 ↓	● 检查输液器质量,无问题后取出,将输液导管和通气管针头同时插入瓶塞至针头根部,关闭调节器
操作前核对 (患者处) ↓	● 携用物至患者床前,核对床号、姓名及所用药液

操作流程	操作方法
挂液排气 ↓	● 备好输液架,调节好高度,将输液瓶挂于输液架上 ● 排尽输液导管内的空气,关闭调节器
备输液贴 ↓	● 准备输液贴或备胶布 4 条
选静脉 ↓	● 按治疗需要同静脉注射术选取合适静脉,以手指探明静脉走向和深浅 ● 垫小棉垫或消毒纸巾
扎止血带 ↓	● 在穿刺点上方约 6cm 处扎紧止血带 ● 嘱患者握拳
消毒 ↓	● 常规消毒穿刺部位皮肤,消毒范围直径在 5cm 以上,待干
再次核对 ↓	● 再次核对患者姓名及所用药液
静脉穿刺 ↓	● 接头皮针头,再次排气,确认输液管内无气泡,关闭调节器 ● 穿刺:操作者一手绷紧皮肤,以 15°~30° 角沿静脉走向进针,见回血后将针头平行送入血管少许
三松一看 ↓	● 一手固定输液针头,一手松止血带、松调节器,嘱患者松拳 ● 观察液体滴入是否通畅
固定调速 ↓	● 滴入通畅后用输液贴或胶布固定针头 ● 根据患者年龄、病情、药物性质及心肺肾功能调节输液滴速
再核记卡 ↓	● 再次核对床号、姓名及所用药液 ● 在输液巡视卡上记录时间、床号、姓名、药名、剂量、浓度、滴数,签全名
巡视换液 ↓	● 输液过程中加强巡视,观察有无输液反应、液体滴入是否通畅、穿刺点局部情况,倾听患者主诉 ● 及时更换液体并记录
拔针按压 ↓	● 确认输液完毕,关闭调节器,轻揭胶布,用无菌干棉签轻压穿刺点上方,迅速拔针,局部按压至无出血 ● 协助患者取舒适卧位,整理床单位
操作后处理（治疗室）	● 清理用物,一次性物品毁形后消毒 ● 洗手,必要时做好记录

六、练　习　题

1. 当患者输液时出现发热反应,以下处理<u>不当</u>的是________(单选题)

   A. 高热患者给予物理降温　　B. 立即减慢滴速或停止输液
   C. 必要时,按医嘱给予药物　　D. 立即将剩余药物更换下来丢弃
   E. 进行细菌培养,寻找原因

2. 在加压输液过程中患者出现大量空气栓塞时,应将患者安置的体位为________(单选题)

   A. 左侧头高足低位　　B. 左侧头低足高位　　C. 右侧头高足低位
   D. 右侧头低足高位　　E. 仰卧位

3. 输液时出现循环负荷过重反应的患者,吸氧时湿化瓶内应盛________(单选题)

   A. 20%~30% 乙醇　　B. 1%~4% 碳酸氢钠溶液　　C. 0.9% 生理盐水
   D. 冷开水　　E. 2%~3% 硼酸溶液

4. 患者,女,75 岁,输液中发生肺水肿,护士在其吸氧的湿化瓶内加用 20%~30% 的乙醇湿化,其

目的是________（单选题）

A. 使患者呼吸道湿润　B. 使痰液稀薄，易咳出　C. 消毒吸入的氧气
D. 降低肺泡表面张力　E. 降低肺泡内泡沫的表面张力

5. 下列具有改善微循环作用的溶液是________（单选题）

A. 低分子右旋糖酐　B. 0.9% 氯化钠　C. 50% 葡萄糖
D. 复方氯化钠　E. 浓缩白蛋白

6. 若使 1000ml 液体在 5 小时内滴完，点滴系数为 15，输液速度为________（单选题）

A. 40 滴 / 分　B. 45 滴 / 分　C. 50 滴 / 分
D. 55 滴 / 分　E. 60 滴 / 分

7. 根据患者病情、年龄、药物性质调节输液速度，下列做法**错误**的是________（单选题）

A. 一般液体的补给速度可稍快
B. 高渗、含钾或升压药物的滴入速度可适当加快
C. 严重脱水、心肺功能良好者，速度可快
D. 年老、婴儿、心肺疾患者，速度宜慢
E. 一般成人 40~60 滴 / 分，儿童 20~40 滴 / 分

8. 静脉输液时，护士发现患者液体滴数极慢、注射处肿胀，检查发现无回血，此时应________（单选题）

A. 调整针头位置　B. 局部热敷　C. 提高输液瓶
D. 加压输液　E. 更换针头重新穿刺

9. 静脉输液发生发热反应，可能有以下原因，**除了**________（单选题）

A. 无菌操作不严格　B. 输液器被污染
C. 输液瓶消毒、灭菌不彻底　D. 药物刺激性太强
E. 输入的药物成分不纯

10. 静脉输液过程中，导致溶液不滴的原因有________（多选题）

A. 针头滑出血管外　B. 压力过低　C. 情绪紧张
D. 针头斜面紧贴血管壁　E. 针头阻塞

11. 静脉输液的目的包括________（多选题）

A. 纠正体内水、电解质及酸碱失衡　B. 增加血红蛋白，纠正贫血
C. 补充营养，维持能量　D. 输入药物，治疗疾病
E. 增加循环血量，维持血压

七、自我评价与反思

1. 你是否一次排气成功？如何才能一次排气成功？
2. 你知道茂菲滴管液面过高、过低应如何处理吗？
3. 你实施静脉穿刺时，是否一次成功？静脉穿刺若失败，原因有哪些？如何处理？
4. 输液过程中若遇到溶液不滴等故障，应如何处理？
5. 输液过程中若出现输液反应，患者可能会有哪些表现？应如何避免预防输液反应？一旦发生输液反应应如何处理？
6. 如何指导患者配合做到安全输液？

实习 39 静脉留置针输液术

一、实 习 目 的

1. 掌握静脉留置针输液术的实施。
2. 掌握正确选择静脉的方法。
3. 掌握静脉留置针输液术封管的正确方法和常用封管液。
4. 熟悉静脉留置针输液术的护患沟通技巧。
5. 了解静脉留置针穿刺失败的常见原因及处理方法。

二、实 习 方 法

1. 根据模拟临床情境 / 病例练习静脉留置针输液时的护患沟通。
2. 模拟练习静脉留置针穿刺手法。
3. 2 人一组，相互练习静脉留置针输液术的实施。

参考模拟临床情境 1：

患者李宏，女，68 岁，患高血压病 30 多年，因呼吸困难 1 年加重半个月入院，查高血压 3 级伴左心衰竭，医生医嘱：

7 床　李宏　外周静脉置管

5% 葡萄糖注射液	500ml	IV　qd
硝普钠	50mg	

参考模拟临床情境 2：

患者张立田，男，47 岁，因前列腺癌骨转移收入院，医生拟先对该患者实施化疗，医生医嘱：

16 床　张立田　外周静脉置管

三、实施要求与建议

1. 严格执行查对制度和无菌技术操作原则。
2. 排气方法正确，一次成功；扎止血带方法正确，松紧适宜；进针手法正确，明显血管一针见血，动作连贯，操作有序。
3. 根据情境和患者有效沟通，护患交流自然、亲切、符合情境。
4. 态度认真，动作轻稳，体现爱伤观念。
5. 讨论常用的静脉留置针输液部位和穿刺技巧。

6. 讨论静脉留置针穿刺失败的常见原因及处理方法。

7. 讨论静脉留置针护理方法。

四、实 习 用 物

1. 注射盘内备　一次性无菌注射器(加药用)、输液器、无菌透明敷贴、皮肤消毒液、无菌棉签、止血带、弯盘、胶布、砂轮、静脉留置针一套、封管液、启瓶器。

2. 输液执行单或治疗本、输液瓶签。

3. 输液溶液及药液(按医嘱备)。

4. 输液架和瓶套或吊篮。

5. 输液巡视卡。

6. 秒表、笔。

7. 小垫枕及消毒纸巾(按需备)。

8. 污物桶、锐器盒、速干手消毒液。

9. 必要时备夹板、绷带、棉垫、输液泵。

五、操作流程与方法

操作流程	操作方法
评估、解释 (患者处) ↓	● 查对医嘱或治疗本,按要求处理临时医嘱 ● 双向核对患者床号、姓名、腕带 ● 向患者解释静脉留置针输液的目的、方法、注意事项、药物的作用及配合要点,取得患者和家属配合 ● 评估患者的病情、治疗情况、意识状态、肢体活动能力、合作程度、局部静脉,询问患者输液前是否有特殊需要
准备 (治疗室) ↓	● 环境:清洁、宽敞,湿式清洁操作台面 ● 护士:着装整洁,洗手、戴口罩
查对 (治疗室) ↓	● 根据医嘱,核对药液瓶签(药名、浓度、剂量和有效期)和药液的质量 ● 两人核对
填粘输液瓶签 ↓	● 严格按注射执行单或治疗本填写输液瓶签,并将核对好的输液瓶签倒贴于输液瓶上
加药摇匀 ↓	● 套上瓶套,用启瓶器开启液体瓶铝盖的中心部分,常规消毒瓶塞后按医嘱加入药物,加药毕检查、摇匀,签全名
备输液器 ↓	● 检查输液器质量,无问题后取出,将输液导管和通气管针头同时插入瓶塞至针头根部,关闭调节器
操作前核对 (患者处) ↓	● 携用物至患者床前,核对床号、姓名及所用药液
挂液排气 ↓	● 备好输液架,调节好高度,将输液瓶挂于输液架上 ● 排尽输液导管内的空气,关闭调节器
备贴膜 ↓	● 准备无菌敷贴

操作流程	操作方法
连接留置针与输液器 ↓	● 打开静脉留置针及肝素帽或可来福接头外包装 ● 手持外包装将肝素帽或可来福接头连接在留置针的侧管上 ● 将输液器连接于肝素帽或可来福接头上
排气 ↓	● 打开调节器,排尽留置针内的空气 ● 关闭调节器,将留置针放回留置针盒内
选静脉 ↓	● 按治疗需要同静脉注射术选取合适静脉,以手指探明静脉走向和深浅 ● 垫小棉垫或消毒纸巾,打开无菌透明敷贴
扎止血带 ↓	● 在穿刺点上方约 10cm 处扎紧止血带 ● 嘱患者握拳
消毒再核 ↓	● 常规消毒皮肤 ● 再次核对患者姓名及所用药液
静脉穿刺 ↓	● 取下针套,旋转松动外套管 ● 以拇指与示指夹住两翼,再次排气于弯盘中 ● 进针:左手绷紧皮肤,右手持留置针针翼,在血管上方,使针尖斜面向上与皮肤呈 15°~30° 角进针,见回血后降低穿刺角度,顺静脉走向将留置针推进 0.2cm ● 送外套管:一手固定留置针,一手撤针芯 0.5cm 后,将外套管全部送入静脉内 ● 撤针芯:左手固定两翼,右手迅速将针芯抽出,放于锐器盒中
三松一看 ↓	● 一手固定输液针头,一手松止血带、松调节器,嘱患者松拳 ● 观察液体滴入是否通畅
固定调速 ↓	● 滴入通畅后用透明敷贴固定针头 ● 根据患者年龄、病情、药物性质及心肺肾功能调节输液滴速
再核记卡 ↓	● 再次核对床号、姓名及所用药液 ● 在输液巡视卡上记录时间、床号、姓名、药名、剂量、浓度、滴数,签全名
巡视换液 ↓	● 输液过程中加强巡视,观察有无输液反应、液体滴入是否通畅、穿刺点局部情况,倾听患者主诉 ● 及时更换液体并记录
拔针按压 ↓	● 确认输液完毕,关闭调节器,轻揭胶布,用无菌干棉签轻压穿刺点上方迅速拔针,局部按压至无出血 ● 协助患者取舒适卧位,整理床单位
操作后处理(治疗室)	● 清理用物,一次性物品毁形后消毒 ● 洗手,必要时做好记录

六、练　习　题

1. 下列常用的晶体溶液,**不包括**________(单选题)

A. 0.9% 氯化钠溶液　　B. 低分子右旋糖酐　　C. 4% 碳酸氢钠溶液

D. 林格液　　E. 5% 葡萄糖溶液

2. 当患者输液时出现发热反应,以下处理措施**不正确**的是________(单选题)

A. 高热患者给予物理降温　　B. 立即减慢滴速或停止输液

C. 必要时,按医嘱给予药物　　D. 进行细菌培养,寻找原因

E. 立即将剩余药物更换下来丢弃

3. 患者,女,60 岁。连续输液一周后沿静脉走向出现一条索状红线,感觉局部灼热、疼痛,应考虑该患者出现了________(单选题)

A. 发热反应　　B. 静脉栓塞　　C. 动脉炎
D. 静脉炎　　E. 空气栓塞

4. 静脉留置针穿刺置管时，扎止血带应距穿刺点上方________（单选题）

A. 6cm 处　　B. 7cm 处　　C. 8cm 处
D. 9cm 处　　E. 10cm 处

5. 患者，男，56 岁。行静脉留置针输液，输液完毕后进行封管处理，封管液选择正确的是________（单选题）

A. 稀释的肝素溶液 2~5ml　　B. 无菌注射用水 2~5ml
C. 稀释的肝素溶液 10~15ml　　D. 5% 葡萄糖溶液 5~10ml
E. 无菌生理盐水 2~5ml

6. 采用静脉留置针输液术输液时，一般静脉留置针保留时间为________（单选题）

A. 1~3 天　　B. 2~4 天　　C. 3~5 天　　D. 4~6 天　　E. 5~7 天

7. 静脉留置针输液术的优点有________（多选题）

A. 可用于长期输液、静脉穿刺困难的患者
B. 保护患者静脉，避免因反复穿刺而造成的血管损伤
C. 可减轻患者痛苦
D. 保持畅通的静脉通道
E. 便于治疗和抢救

七、自我评价与反思

1. 你在实施静脉留置针输液时静脉选择是否适当？
2. 你实施静脉留置针输液术是否成功？静脉留置针穿刺失败的原因有哪些？如何避免？
3. 静脉留置针输液术置管期间如何护理？怎样保持留置静脉的通畅？

实习40
周围静脉输血术

一、实 习 目 的

1. 掌握输血前的准备工作内容。
2. 掌握周围静脉输血的实施步骤及注意事项。
3. 熟悉输血过程中的常见故障及处理方法。
4. 熟悉常见的输血反应及防治方法。

二、实 习 方 法

1. 分组模拟练习静脉输血术。
2. 根据临床模拟情境,练习输血过程中的护患沟通。

参考模拟临床情境 1:

患者李勇,男,货车司机,32 岁,车祸后急诊入院,右下肢开放性伤口出血,患者神志尚清楚,BP 60/40mmHg,HR 130 次 / 分,R 26 次 / 分,医生医嘱:

3 床　李勇　血型鉴定、交叉配血试验　st
　　　　　　全血 400ml　VD　　　　　st

参考模拟临床情境 2:

患者王雅慧,女,25 岁,某公司职员,因宫外孕大出血急诊入院。体检:BP 70/40mmHg,HR 130 次 / 分,神志清楚,表情淡漠,躁动不安。医生医嘱:

3 床　王雅慧　血型鉴定、交叉配血试验　st
　　　　　　　全血 400ml VD　　　　　st

三、实施要求与建议

1. 讨论备血、提血、输血的主要工作内容及注意事项。
2. 严格执行输血"三查八对"制度。
3. 严格遵守无菌技术原则。
4. 与患者有效沟通。
5. 正确实施周围静脉输血。
6. 正确处理输血过程中遇到的故障。
7. 讨论常见输血反应及防治方法。

四、实 习 用 物

1. 注射盘内备　皮肤消毒液、无菌棉签、砂轮、止血带、胶布或贴膜、注射器(9号针头)、试管、一次性输血器。

2. 注射用无菌生理盐水及血液或血制品。

3. 输血卡或医嘱本。

4. 小垫枕。

5. 输液架。

6. 污物桶、锐器盒、速干手消毒液。

五、操作流程与方法

操作流程	操作方法
查对医嘱 ↓	● 查对医嘱或治疗单,按要求处理临时医嘱
评估、解释 (患者处) ↓	● 双向核对患者床号、姓名、腕带 ● 向患者解释静脉输血的目的、方法、注意事项,取得患者和家属配合,签署输血知情同意书 ● 评估患者的病情、治疗情况、意识状态、肢体活动能力、合作程度、局部静脉,询问患者输血前是否有特殊需要
准备 (治疗室) ↓	● 护士:着装整洁,洗手、戴口罩 ● 环境:清洁、宽敞,湿式清洁操作台面
备血 ↓	● 核对医嘱:两护士核对医嘱和血型化验单、输血申请单 ● 用物:备齐用物和血标本容器 ● 至患者处,再次双向核对患者床号、姓名、腕带、住院号、ID号等信息 ● 向患者解释采血目的 ● 按常规抽取血标本,一名护士一次只能为一名患者抽血 ● 两护士再次核对,标本送血库进行血型鉴定、交叉配血试验检查
取血 (血库) ↓	● 填单:根据输血医嘱,护士填写提血单,凭提血单到血库提血 ● 三查八对:与血库人员共同认真做好三查八对(三查:血的有效期、血的质量、输血装置是否完好,八对:核对患者的床号、姓名、住院号、血瓶(袋)号、血型、交叉配血试验结果、血量及血制品种类) ● 签名:确认无误后,签名,取回血制品 ● 再查对:回病区后,与另一护士再次三查八对 ● 复温:血液在室温下复温15~20分钟
两人再核 (患者处) ↓	● 解释:向患者解释输血目的、方法、注意事项 ● 由两位护士到患者床旁针对医嘱、患者和血液制品再次进行“三查八对”
穿刺静脉 ↓	● 接盐水:连接无菌生理盐水与密闭输血器挂输液架上,排尽空气 ● 穿刺静脉:选择适当静脉,扎止血带,常规消毒皮肤,待干,用粗针头同静脉输液法行静脉穿刺,固定针头,输入少量生理盐水
输血 ↓	● 再核:再次查对(操作中查) ● 摇匀血液:以手腕旋转动作轻轻摇匀血袋内血液 ● 接血袋:常规消毒血袋接口,将连接生理盐水的密闭输血器连接于输血袋,缓慢将血袋挂于输

续表

操作流程	操作方法
	液架上 ● 调滴速:开始滴入速度不超过 20 滴 / 分,观察 15 分钟无不良反应后,再根据病情调节滴速(成人一般 40~60 滴 / 分) ● 后查:再次查对(操作后查) ● 记录:在输血卡上记录时间、滴数、血量,签全名 ● 宣教:向患者及家属进行输血知识的健康教育,说明有关注意事项,将呼叫器置于患者易取处
巡视观察 ↓	● 输血过程中,严密观察、巡视患者,及时发现情况并处理
冲管 ↓	● 输血结束后,继续连接无菌生理盐水进行滴注,把输血器内血液全部输完 ● 若同时输入多袋血,在两袋血之间滴注无菌生理盐水
拔针按压 ↓	● 输血完成后,拔除针头,按压至无出血 ● 协助患者取舒适卧位
整理用物 (治疗室)	● 整理床单位 ● 整理注射盘,输血器及针头用消毒液浸泡消毒 ● 洗手,记录输血的时间、种类、量、血型、血袋号、滴速、生命体征和输血反应

六、练 习 题

1. 患者丁某,男性,35 岁,因外伤后大出血进行输血治疗,在输入库存血 15 分钟后,患者感到头部胀痛、恶心呕吐、腰背部剧痛,此时护士首先应采取的措施是________(单选题)

A. 通知家属　B. 停止输血　C. 通知医生
D. 吸氧　E. 减慢输血速度

2. 急性溶血反应,最早出现的症状是________(单选题)

A. 头部胀痛、恶心、呕吐、腰背部剧痛　B. 寒战、高热
C. 呼吸困难、血压下降　D. 瘙痒、皮疹
E. 少尿

3. 输血引起过敏反应的典型表现是________(单选题)

A. 咳嗽、气促、胸闷伴粉红色泡沫样痰　B. 手足抽搐、心率缓慢、血压下降
C. 皮肤瘙痒、荨麻疹、眼睑水肿　D. 寒战、高热、头部胀痛
E. 腰背痛、少尿

4. 下列关于输血前的准备工作哪一项是**错误**的________(单选题)

A. 做血型鉴定和交叉配血试验
B. 两个人核对姓名、血型及交叉配血结果
C. 输血前先输少量生理盐水
D. 从血库取出库存血后勿剧烈振荡
E. 冬季库存血在输入前应加温以免寒冷刺激

5. 贮存红细胞悬液的血库冰箱温度应为________(单选题)

A. –20℃　B. –4℃　C. 4℃　D. 20℃　E. –65℃

6. 患者大量输入库存血后容易出现________(单选题)

A. 低血钾　B. 低血钙　C. 低血磷　D. 高血铁　E. 低血钠

7. 静脉输血的适应证有________(多选题)

A. 严重感染者

B. 急性肺水肿患者

C. 造血功能低下者

D. 血容量减少或休克患者

E. 机体抵抗力低下的患者

8. 输血致过敏反应的原因是________（多选题）

A. 献血者有过敏史

B. 输血用具消毒不彻底

C. 患者是过敏体质

D. 快速输入低温库存血

E. 输入的血液中有致敏物质

七、自我评价与反思

1. 你认为护士应如何在备血、取血、输血等环节保证输血安全？

2. 静脉输液和静脉输血有哪些异同点？

3. 你在实施静脉输血时遇到的困难是什么？

4. 输血过程中若出现输血反应，患者可能会有哪些表现？应如何避免预防输血反应？一旦发生输血反应应如何处理？

实习 41
心肺复苏术

一、实 习 目 的

1. 掌握判断心搏骤停的方法。
2. 熟悉胸外按压、口对口人工呼吸的实施方法和要求。
3. 熟练掌握心肺复苏(单人法、两人法)的实施方法。
4. 掌握有效开放气道的方法。
5. 熟悉复苏有效的主要指征。

二、实 习 方 法

1. 根据模拟临床情境 / 病例练习心搏骤停的判断。
2. 每人在模型上反复模拟练习心肺复苏术实施,教员指导。

参考模拟临床情境 1:

护士赵某,在 CCU 值晚班时发现 2 床张杰的心电监护突然呈现室颤波型。

参考模拟临床情境 2:

护士张某正在巡视病房,突然听到 5 床家属呼喊“快来人啊,病人不行了”,张护士立即赶到现场,呼叫患者无反应,大动脉搏动消失。

三、实施要求与建议

1. 准确、及时判断心搏骤停。
2. 态度认真,操作规范,正确掌握动作要领。

“四会”:会准确判断、会畅通气道、会有效吹气和按压、会观察有效指征。

“四掌握”:掌握手法、掌握比例、掌握时间、掌握按压部位。

3. 复习心跳骤停判断依据。
4. 复习心肺复苏术的注意事项。

四、实 习 用 物

1. 心肺复苏模型人。
2. 按压板。

3. 脚踏板。
4. 纱布、酒精棉球。
5. 手电筒、听诊器（按需备）。

五、操作流程与方法

操作流程	操作方法
确认现场安全 ↓	● 评估现场与患者意识：确认现场安全后，轻拍或摇动患者，并大声呼叫："您怎么了"
呼救 ↓	● 立即呼救，招呼最近的响应者
评估判断 ↓	● 评估患者呼吸：屈膝平视患者胸部，判断呼吸是否存在（看是否有胸廓起伏） ● 触摸患者颈动脉搏动，判断心搏骤停（以示指和中指触及喉结，旁开 2 指触及颈动脉搏动，时间 5~10 秒）
安置体位 ↓	● 将患者放置心肺复苏体位（去枕仰卧，头、颈、躯干无扭曲，双上肢放置身体两侧） ● 垫按压板或就地使患者去枕仰卧于坚实平面 ● 解松患者衣领和裤带
胸外按压 ↓	● 确定胸外按压部位：胸骨中线与两乳头连线交汇点或胸骨中下 1/3 处 ● 胸外按压：将一手掌根紧贴在患者两乳头连线的胸骨中心，另一手掌根部重叠放于其手背上，双臂伸直，垂直按压约至少 5cm，不超过 6cm。按压频率 100~120 次 / 分 ● 每次按压后，让胸廓充分回弹；不应在按压间隙倚靠在患者胸部
开放气道 ↓	● 清除患者口中异物和呕吐物，有活动义齿者应取下 ● 仰头抬颏法或托颌法开放气道
人工呼吸 ↓	● 口对口人工呼吸 2 次：包唇封闭，吹气，松鼻孔，侧转换气，反复（每次吹气持续至少 1 秒，必须使得胸部隆起）
反复进行	● 胸外按压与人工呼吸比：30∶2 ● 持续不间断按压，如需安插人工气道或除颤时，中断不超过 10 秒 ● 每 5 个循环后进行复苏效果评估（触摸颈动脉搏动，观察呼吸、面色、神志及两侧瞳孔），如未成功则继续进行 CPR，评估时间不超过 10 秒 ● 若有 2 名抢救者，应每 2 分钟交换一次按压者，每次交换应在 5 秒内完成 ● 安置舒适体位，保暖

六、练　习　题

1. 胸外按压与人工呼吸比例应是＿＿＿＿（单选题）
   A. 1∶1　　B. 5∶1　　C. 10∶1　　D. 15∶1　　E. 30∶2
2. 胸外按压的频率为＿＿＿＿次 / 分（单选题）
   A. 60　　B. 80　　C. 80~100　　D. 100~120　　E. 120~140
3. 判断心搏骤停的主要标准是＿＿＿＿（多选题）
   A. 意识丧失　　B. 呼吸停止　　C. 心电图呈直线
   D. 颈动脉搏动消失　　E. 心音消失
4. 基础生命支持技术包括＿＿＿＿（多选题）
   A. 开放气道　　B. 人工呼吸　　C. 胸外按压

D. 除颤　　　　　　　　　　　　E. 脑复苏

5. 下列关于基础生命支持的描述正确的是________（多选题）
   A. 轻拍或摇动患者无反应，说明患者意识丧失
   B. 如在院外，急救者应立即离开患者去呼救
   C. 如患者睡软床，应在其肩背下垫一心脏按压板
   D. 为颈部损伤的患者开放气道时宜采用仰头抬颏法
   E. 心前区捶击最多不宜超过 3 次

七、自我评价与反思

1. 你认为如何才能尽快判断患者是否发生心搏骤停？
2. 你认为怎样才能做到有效吹气和按压？

实习 42
洗 胃 术

一、实 习 目 的

1. 了解洗胃术的原理和特点。
2. 熟悉洗胃术所需用物。
3. 掌握洗胃术的适应证和禁忌证。
4. 熟悉全自动洗胃机性能及启动方法。

二、实 习 方 法

1. 根据模拟临床情境 / 病例练习清醒患者洗胃术的护患沟通。
2. 学习全自动洗胃机启动方法。
3. 在模型上模拟练习洗胃术。

参考模拟临床情境：

患者吴某，男，23 岁，午餐后自觉头晕、头痛，继而出现呕吐、流涎、呼吸困难，由同事送我院急诊，查体意识恍惚，唇甲发绀，R 28 次 / 分，BP 90/60mmHg，P 126 次 / 分，瞳孔缩小，肌肉震颤。医生医嘱即刻洗胃。

三、实施要求与建议

1. 准确判断口服毒物中毒的种类并合理选择洗胃液。
2. 熟悉洗胃术的适应证和禁忌证。
3. 操作规范，正确掌握动作要领（测长度、灌入液温度和量）。
4. 掌握验证胃管是否在胃内的方法。
5. 动作轻柔，体现爱伤观念。

四、实 习 用 物

1. 电动洗胃机、治疗车。
2. 洗胃包　内备胃管 1 根、纱布数块、治疗碗、压舌板、牙垫、石蜡油、止血钳。
3. 洗胃溶液（25~38℃，按需备量）。
4. 治疗盘　内盛弯盘 1 只、50ml 注射器 1 支、水温计 1 支、听诊器、手电筒、一次性手套、胶布、别针、一次性围裙。

5. 带有刻度的桶(进液桶、排污桶各 1 只)。

6. 必要时备标本容器或试管、屏风、开口器、舌钳(昏迷患者)。

五、操作流程与方法

操作流程	操作方法
评估解释 ↓	● 评估患者生命体征、意识状态、合作程度、有无洗胃禁忌证 ● 评估患者为口服毒物中毒,分析摄入毒物的种类、剂量、时间,询问是否曾经呕吐以及入院前是否采取其他处理措施,并询问既往是否有胃部疾病及心脏病史
护士准备 ↓	● 护士:着装整洁,洗手,戴口罩 ● 用物:配制洗胃液,温度为 25~38℃,携用物至患者床旁
备洗胃机 ↓	● 正确连接各管道:将三根硅胶管分别和洗胃机连接,进液桶内放入定量洗胃溶液,将进液管带有过滤膜的一端放入进液筒内(管口必须在液面以下),排污管的另一端放入排污桶内 ● 试机:连接电源,检查洗胃机性能是否良好,确保出入液量平衡
患者准备 ↓	● 携用物至患者床旁,核对患者床号、姓名、腕带 ● 平卧,头偏向一侧或取左侧卧位 ● 围一次性围裙,取活动义齿
插胃管 ↓	● 正确插管 ● 确认胃管在胃内并妥善固定
洗胃 ↓	● 连接:将洗胃管与胃管紧密连接 ● 冲洗:先按"手吸"键吸出胃内容物(必要时留取适量标本),再按"自动"键由其自动循环冲洗。如发现有食物堵塞管道,水流减慢、不流,可交替按"手冲"、"手吸"键,重复数次至管路通畅,再按手吸键将胃内残留液体吸出,按"自动"键,继续洗胃,直至洗出液无味澄清为止 ● 给药(必要时):洗胃完毕,根据医嘱通过胃管向胃内注入解毒剂、药用炭、导泻药物等 ● 关机:确认洗胃完成后,将洗胃管与胃管分开,再关机
观察 ↓	● 观察洗出液量、色、味、性质 ● 密切观察患者生命体征,评估有无损伤胃黏膜、患者胃内毒物清除状况、中毒症状有无缓解
拔管 ↓	● 先反折胃管,而后拔出胃管
清理洗胃机 ↓	● 将进液管、洗胃管和排污管放入配制的消毒液中,按"自动"键循环冲洗,做机内消毒。再将其放入清水中,循环 3 次做机内清洗。机器内的水完全排净后,按"停机"键关机
操作后处理 ↓	● 整理床单位,妥善安置患者 ● 物品分类处理
洗手记录	● 洗手,记录洗胃液的名称、量及观察结果等

六、练　习　题

1. 乐果中毒时,<u>禁忌</u>洗胃的溶液是________(单选题)

　A. 生理盐水　　B. 1∶15 000 高锰酸钾　　C. 2% 碳酸氢钠

　D. 50% 硫酸镁　　E. 0.3% 过氧化氢

2. 以下药物中毒时,<u>禁忌</u>洗胃的是________(单选题)

A. 硝酸　　B. 磷化锌　　C. 巴比妥类
D. 氰化物　　E. 美曲膦酯

3. 幽门梗阻的洗胃操作下列哪项**不正确**________（单选题）
A. 饭后4~6小时进行　　B. 首先吸净胃内容物　　C. 洗胃液温度25~38℃
D. 每次灌入800ml左右　　E. 洗毕记录胃内潴留量

4. 口服催吐方法适用于________（多选题）
A. 清醒能合作患者　　B. 口服中毒患者　　C. 昏迷患者
D. 腐蚀性药物中毒患者　　E. 惊厥患者

5. 下列关于洗胃机洗胃的操作，正确的是________（多选题）
A. 将三根橡胶管分别和机器的药管、胃管和污水管口连接
B. 药管的另一端放入灌洗桶内，管口必须在液面以下
C. 洗胃过程中如发现水流减慢，可交替按"手冲"和"手吸"两键
D. 重复手动冲吸数次，管路通畅后，即按"自动"键，继续洗胃
E. 洗胃毕需清洗药管、胃管和污水管

七、自我评价与反思

1. 你能为服毒患者选择正确洗胃液进行洗胃吗？
2. 如何劝说服毒自杀的患者配合洗胃？

实习 43
体温单记录

一、实 习 目 的

1. 熟悉体温单记录的项目，并掌握各项目资料的正确收集方法。
2. 掌握规范绘制体温单的方法。

二、实 习 方 法

1. 根据教员提供的患者基本生命状况资料，每人练习绘制体温单。
2. 病区见习住院患者体温记录单的绘制。

参考模拟临床情境：

患者李兰，女，38 岁，因“右肺上叶切除术后”于 2016 年 11 月 29 日 11 时 10 分收入胸心外科监护室 5 床治疗。患者住院号为：123578。患者入院时体重：54kg，血压：120/70mmHg，患者既往有青霉素过敏史。以下为患者入院后连续 4 天的生命体征及出入液量记录，请为患者绘制体温单，要求字迹清楚、准确、不涂改，符号绘制规范，线直，位置、颜色正确。

生命体征及出入量记录单

日期	时间	T(℃)	P(次/分)	R(次/分)	大便(次)	BP(mmHg)	输入、排出液体情况
2016-11-29	11:20	37.2	100	20			2016-11-30 6:40　尿量 300ml 7:15　进食 200ml 9:00　补液 500ml 　　　饮水 200ml 12:00　补液 500ml 　　　进食、水 300ml 　　　尿量 550ml 14:30　补液 560ml 　　　尿量 250ml 17:00　尿量 350ml 　　　胸腔引流液 300ml 18:00　进食、水 300ml 20:30　尿量 350ml 2016-12-1 6:50　尿量 300ml
	14:00	37.7	112	23			
	18:00	39.6	120	26			
	酒精擦浴30分钟后	38.4					
	22:00	38.2	112	22			
2016-11-30	6:00	37.6	100	22		118/80	
	10:00	37.8	108	22			
	14:00	38.4	112	24	0		
	18:00	38.2	112	23		120/80	
2016-12-1	6:00	不升	76	16		116/76	
	10:00	37.5	84	20	灌肠后		
	14:00	37.2	84	20	大便 1 次		
	18:00	36.8	76	19			
2016-12-2	6:00	36.0	72	17			
	10:00	36.8	76	18			
	14:00	37.0	80	20	1		
	18:00	36.5	72	18			

三、实施要求与建议

1. 记录客观、真实、完整、准确，方法正确。
2. 文字书写工整、字迹清楚，整齐、不涂改。
3. 记录用笔、符号、位置选择正确，体温单曲线绘制点圆、线直、× 正。

四、实 习 用 物

1. 红蓝笔、尺、红蓝印泥、体温单。
2. 患者体重、连续 4 天生命体征测量值、出入液量等情况记录单。

五、操作流程与方法

操作流程	操作方法
准备 （办公室） ↓	● 护士：服装鞋帽整洁，仪表大方、举止端庄 ● 环境：桌面清洁、宽敞 ● 用物：红蓝笔、尺、红蓝印泥、骨棒、体温单
眉栏填写 ↓	● 用蓝（黑）墨水笔填写准确、项目齐全 ● 术后天数记录正确：自手术（分娩）次日开始计数，用阿拉伯数字连续书写至 14 天，连续记录 10 天，若 10 天内行第 2 次手术，则将第 1 次手术天数作分母，第 2 次手术天数为分子
40~42℃填写 ↓	● 内容正确，对应时间准确 ● 字迹清晰，不跨栏、不压线、不涂改
T、P、R 曲线绘制 ↓	● 体温曲线绘制正确：口温为蓝“●”，腋温为蓝“×”，肛温为蓝“○” ● 物理降温绘制：T≥38.5℃，遵医嘱物理降温，30 分钟后复测体温，降温后测得温度用红圈绘在降温前符号的同一纵格内，并以红虚线与降温前温度相连，下次体温符号与降温前体温符号用蓝线相连 ● 体温不升绘制：在 35℃线以下写“不升”二字，与相邻两次体温不连线 ● 脉搏曲线绘制正确：脉率以红点“●”表示，心率用红圈“○”表示，相邻的脉率或心率以红直线相连 ● 脉搏短绌绘制：绌脉时，在脉率与心率两曲线之间用红笔画直线填满 ● 起搏心率绘制：使用心脏起搏器的患者，心率以 H 表示 ● 体温、脉搏相遇绘制：先画体温符号，再将红圈画于其外表示脉搏 ● 呼吸记录：用蓝（黑）墨水笔以阿拉伯数字记录每分钟呼吸次数；每日记录呼吸 2 次以上，应上下交错记录第 1 次呼吸应记录于上方；使用有创呼吸机患者的呼吸以红笔标注Ⓡ表示
底栏填写	● 大便次数：记录前 24 小时大便次数，如无大便则记录“0”；灌肠后、人工肛门、大便失禁者书写方法正确（“※”表示大便失禁；“☆”表示人工肛门；灌肠后大便以“E”表示） ● 体重：以 kg 计数填入，不能测体重者记录“卧床”，住院期间每周不少于 1 次测量并记录 ● 血压：以分数形式（收缩压 / 舒张压）记录，单位为 mmHg，如为下肢血压应用蓝黑笔在血压后注明“下肢”，每日测 2 次的血压录入在体温单上，>2 次则录入护理记录单上 ● 摄入液量：记录前一日 24 小时摄入液体总量 ● 排出液量：记录前一日 24 小时排出液体总量 ● 尿量：记录前一日 24 小时排尿总量，不足 24 小时的记录方式为具体小时数，如 12 小时 800ml，则记录为“12h：800ml”；留置导尿以“C/D”表示，大便失禁以 ※ 表示 ● 药物过敏史：填写正确，仅填写主诉“青霉素过敏”及住院期间青霉素皮试阳性者，其余过敏信息不予在体温单上标注 ● 其他：按需要正确填写

六、练　习　题

1. 下列<u>不应</u>记录在体温单 40~42℃之间的项目是________（单选题）

A. 入院　　B. 死亡　　C. 转科　　D. 转床　　E. 分娩

2. 用口表测量的温度记录时应使用符号________（单选题）

A. 蓝点　　B. 蓝叉　　C. 蓝圈　　D. 红点　　E. 红叉

3. 下列关于体温单有关内容的书写正确的是________（单选题）

A. 灌肠后排便 1 次应记录为 1/E　　B. 手术应写出手术具体名称

C. 腋温用蓝点表示　　D. 小便失禁用 * 表示

E. 呼吸用蓝点表示

4. 下列体温单记录方法正确的是________（多选题）

A. 尿量记录在前一日栏目内　　B. 灌肠 2 次后排便 4 次记录为“4/2E”

C. 成年患者卧床时记录以往体重　　D. 第二次手术日数作为分子填写

E. 大便 2 次记录为“2 次”

5. 从体温单上可以得到患者的哪些信息________（多选题）

A. 体温　　B. 脉搏　　C. 出入液总量

D. 血压　　E. 意识状态

七、自我评价与反思

1. 你认为在体温单记录的练习过程中，有哪些易出错的环节？怎样才能保证正确绘制体温单？
2. 你知道有哪些异常体温和异常脉搏类型？记录时有哪些不同的要求？

实习 44 医嘱处理

一、实 习 目 的

1. 熟悉医嘱的种类及其特点。
2. 熟悉医嘱处理的流程。
3. 掌握正确执行和转抄各类医嘱的方法。
4. 了解计算机处理医嘱的方法。

二、实 习 方 法

1. 根据所提供的临床情境,每人独立完成医嘱处理的练习作业,熟悉医嘱处理的流程和方法。
2. 4~6 人一组,病区见习计算机处理医嘱的流程和方法。

参考模拟临床情境:

患者,男,林一飞,62 岁,因急性胆囊炎于 2016 年 9 月 6 日住院治疗。以下为其医嘱单,请进行处理。

临时医嘱单

姓名 林一飞　　科别 外 1　　病室 2　　床号 15　　住院号 04152

日期	时间	医嘱	医师签名	执行护士签名	执行时间
2016-9-6	9:00	心电图	李欣		
2016-9-6	9:00	X 线胸片	李欣		
2016-9-6	9:00	血常规	李欣		
2016-9-6	9:00	青霉素皮试(　　) st	李欣		
2016-9-6	9:00	吸氧	李欣		
2016-9-6	9:00	明晨在全麻下行直肠癌根治术	李欣		

长期医嘱单

姓名 林一飞　　科别 外 1　　病室 2　　床号 15　　住院号 04152

开始					停止			
日期	时间	医嘱	医生签名	护士签名	日期	时间	医师签名	护士签名
2016-9-6	9:10	外科护理常规	李欣					
2016-9-6	9:10	二级护理	李欣					

续表

开始					停止			
日期	时间	医嘱	医生签名	护士签名	日期	时间	医师签名	护士签名
2016-9-6	9:10	普通饮食	李欣					
2016-9-6	9:10	青霉素 80 万 U　IM　2/ 日	李欣		2016-9-7	9:00	李欣	
2016-9-6	9:10	10% 葡萄糖 500ml } VD　1/ 日	李欣					
2016-9-6	9:10	氨苄西林 3.0 }	李欣					
2016-9-6	9:10	VitE　0.1　3/ 日　口服	李欣					
2016-9-6	9:10	VitC　0.1　3/ 日　口服	李欣					

2016 年 9 月 8 日上午患者进行了硬膜外麻醉下胆囊切除术。其医嘱如下表，请进行处理。

医嘱单

姓名 林一飞　　科别 外 1　　病室 2　　床号 15　　住院号 04152

日期	时间	医嘱	医生签名	执行护士签名	执行时间
2016-9-8	11:10	硬膜外麻醉术后常规护理	李欣		
2016-9-8	11:10	一级护理	李欣		
2016-9-8	11:10	禁食	李欣		
2016-9-8	11:10	吸氧	李欣		
2016-9-8	11:10	先锋霉素 VI 号 2g VD 2/ 日	李欣		
2016-9-8	11:10	氯化钠注射液 100ml VD 2/ 日	李欣		
2016-9-8	11:10	测血压、脉搏、呼吸　1/2h × 4	李欣		

三、实施要求与建议

1. 严格遵守查对制度、无差错发生。
2. 执行医嘱及时、无误，转抄医嘱及时、准确。
3. 字迹工整，眉栏填写完整、规范。
4. 签名及时、清晰，临床实践中要求教员 / 同学双签名。

四、实 施 用 物

1. 医嘱本、各种执行本(服药本、注射本、输液本、一般治疗本等)、医嘱记录单。
2. 红、蓝钢笔，铅笔，直尺。

五、操作流程与方法

操作流程	操作方法
准备 (办公室) ↓	● 护士：着装整洁，仪表大方，举止端庄 ● 环境：清洁、宽敞 ● 用物：医嘱本、医嘱记录单、各种执行本；红、蓝钢笔，铅笔，直尺

续表

<table>
<tr><th colspan="2">操作流程</th><th>操作方法</th></tr>
<tr><td colspan="2">查对(一)
↓</td><td>● 查对床号、姓名、年龄、住院号
● 查对医嘱内容的准确性、规范性</td></tr>
<tr><td colspan="2">填写眉栏
↓</td><td>● 用蓝(黑)钢笔填写各眉栏</td></tr>
<tr><td rowspan="6">处理医嘱</td><td>临时医嘱</td><td>● 将临时医嘱转抄在临时医嘱执行单上,与执行护士一起核对后交其执行;执行护士先在医嘱本的患者姓名和医嘱之间打铅笔钩,执行后在“执行者”栏内签全名、执行时间</td></tr>
<tr><td>长期医嘱</td><td>● 将长期医嘱分别转抄至各种执行单上,并注明具体执行时间,在时间和医嘱之间画红钩,在医嘱单“护士签名”列签全名,由核对者进行核对,并在“查对”栏签全名</td></tr>
<tr><td>备用医嘱</td><td>● 长期备用医嘱:按长期医嘱处理,但在执行单上须注明“prn”字样,无须注明执行的具体时间。每次执行后在病历上医嘱记录单的临时医嘱栏内记录
● 临时备用医嘱:按临时医嘱处理。执行后在病历上医嘱记录单的临时医嘱栏内记录。过期未用由护士用红笔写“未用”两字,并签名、注明时间,执行后在病历上医嘱记录单的临时医嘱栏内记录</td></tr>
<tr><td>重整医嘱</td><td>● 在医嘱记录单上实施,在长期医嘱单最后一行医嘱下面画一红色横线,在红线下正中用红笔写“重整医嘱”,再将红线以上有效的长期医嘱,按原日期、时间顺序排列抄于红线下。医生重整医嘱后应当签名,当班护士核对无误后,在整理后的医嘱执行列签名</td></tr>
<tr><td>手术、分娩、转科医嘱</td><td>● 医嘱单上用红笔写明“术后医嘱”、“分娩后医嘱”、“转入医嘱”时表示此前的医嘱全部自动停止,应按停止医嘱处理相应执行单</td></tr>
<tr><td>停止医嘱</td><td>● 执行停止医嘱时应先在相应的执行卡上将此项目注销,并在长期医嘱单“停止”列下“护士”列签名</td></tr>
<tr><td colspan="2">查对(二)
↓</td><td>● 查对当日长期医嘱、临时医嘱,须对应整齐
● 查对医嘱处理的文字是否整齐、清晰,无涂改、刮痕
● 再次查对转抄医嘱的准确性(类别、有无遗漏)</td></tr>
<tr><td colspan="2">签名</td><td>● 查对后签全名,签名时须规范、及时、工整、清晰。长期医嘱开启和停止时,护士均要签名</td></tr>
</table>

六、练　习　题

1. 下列医嘱处理方法正确的是________(单选题)
   A. 医嘱本上画的三种钩从左至右依次为铅笔钩、蓝钢笔钩和红钢笔钩
   B. 临时医嘱执行时在医嘱前面用蓝钢笔画钩
   C. 长期医嘱转抄到医嘱记录单后,在医嘱本上用红钢笔画钩
   D. 长期备用医嘱每执行一次,在医嘱记录单的临时医嘱栏内记录 1 次
   E. 临时备用医嘱未执行前,应在医嘱前用铅笔注明“未用”
2. 处理医嘱应先执行________(单选题)
   A. 新开的长期医嘱　B. 停止医嘱　C. 即刻执行的医嘱
   D. 长期备用医嘱　E. 原有长期医嘱
3. 临时备用医嘱的有效时间为________(单选题)
   A. 6h　B. 8h　C. 10h　D. 12h　E. 24h
4. 下列**不属于**长期医嘱的是________(单选题)
   A. 青霉素 80 万单位 IM bid　B. 一级护理　C. 吸氧 tid
   D. 查大便常规　E. 半流质饮食

5. 下列哪项是临时医嘱________（单选题）

A. 安定 5mg qd　　B. 平卧位　　C. 测血压　2 次 / 日

D. 氧气吸入 prn　　E. 明晨肥皂水灌肠

6. 下列执行口头医嘱正确的是________（多选题）

A. 一般情况不执行　　B. 抢救时可执行

C. 先记录再执行　　D. 执行时护士需向医生复述一遍

E. 执行后无异常则不必记录

7. 下列哪些医嘱属于长期医嘱________（多选题）

A. 测血压　q2h × 4　　B. 心电图检查

C. 备皮　　D. 止咳糖浆　10ml　PO　tid

E. 低脂普食

8. 下列关于医嘱的描述正确的是________（多选题）

A. 临时医嘱一般只执行一次

B. 长期医嘱的有效时间在 24h 以上

C. 临时备用医嘱的有效时间在 24h 以上

D. 长期医嘱须医生注明停止时间后方失效

E. 长期备用医嘱一般只执行一次

七、自我评价与反思

1. 你认为在执行医嘱、转抄医嘱的过程中，怎样才能保证不出错？
2. 各类医嘱有何不同？执行时有哪些不同的要求？

实习 45 出入液量和特别护理单记录

一、实习目的

1. 熟悉出入液量记录、特别护理记录的项目内容。
2. 掌握出入液量记录、特别护理记录的方法。
3. 了解出入液量记录、特别护理记录的意义和要求。

二、实习方法

1. 根据所提供的出入液量记录作业单，每人独立完成出入液量记录的练习作业，熟悉出入液量记录的流程和方法。

2. 4~6 人一组，病区见习危重、大手术后或接受特殊治疗须严密观察病情的患者，在带教老师指导下小组完成特别护理记录单一份。

3. 4~6 人一组，病区见习住院患者出入液量的记录流程和方法。

4. 根据老师提供的出入液量记录作业，每人完成出入液量记录作业，可在课内或课后完成。

参考模拟临床情境：

患者：张玲　病区：普外 1 科　床号：15　住院号：1296104

根据医嘱要求为患者记录出入液量。以下为患者的摄入和排出情况。

2016 年 6 月 30 日

7:00　稀饭 1 碗，面包 100g，咸鸭蛋 1 只
8:00　10% 葡萄糖溶液 500ml，Vit C 500mg（5ml）静滴
9:00　排尿 200ml
11:00　面片 100g
12:00　果汁 130ml，排尿 350ml
15:00　5% 葡萄糖溶液 500ml，静滴，牛奶 250ml，排尿 200ml
16:00　呕吐一次 150ml
16:30　大便一次，成形
18:00　稀饭半碗，豆腐干 50g
19:00　香蕉 100g，排尿 200ml
19:30　喝水 200ml
20:30　稀藕粉 200ml
22:00　喝水 100ml，排尿 200ml

2016年7月1日

5:00　　喝水200ml

6:30　　排尿300ml,咳痰150ml,引流胆汁50ml

　　　　稠稀饭1碗,鸡蛋1只,豆腐干50g

三、实施要求与建议

1. 记录及时、完整、准确。
2. 文字书写工整、字迹清楚,整齐、不涂改。
3. 方法正确,无错记、无漏记。

四、实施用物

1. 出入液量空白记录单或特别护理记录单。
2. 红、蓝钢笔,橡皮,直尺。
3. 患者出入液量记录作业单。

五、操作流程与方法

操作流程	操作方法
准备 (护士站) ↓	● 护士:着装整洁,仪表大方,举止端庄 ● 环境:清洁、宽敞 ● 用物:出入液量空白记录单;红、蓝钢笔,橡皮,直尺
填写眉栏 ↓	● 用蓝(黑)钢笔填写各眉栏,项目完整
出入液量记录 ↓	● 在同一横格上记录同一时间的摄入量和排出量,不同时间另起行,记录数量以ml为单位,但免记计量单位,只记录数值 ● 逐项记录,无错记、无漏记 ● 日间用蓝钢笔记录,夜间用红钢笔记录 ● 正确折算食物的含水量
出入液量小结和总结 ↓	● 日间12小时作小结,夜间24小时作总结 ● 正确计算出量和入量 ● 用蓝笔画线、填写日间小结量,用红笔画线、填写夜间总结量 ● 用蓝(黑)墨水笔将24小时总出入液量填写到体温单的相应栏内
特别护理记录 ↓	● 及时记录病情变化、处理措施及效果 ● 日间用蓝钢笔,夜间用红钢笔(以下同) ● 逐项记录,无错记、漏记 ● 每12小时、24小时就患者的总入量、总出量、病情、治疗进行小结
签名	● 签名准确、清晰

六、练习题

1. 下列<u>不属于</u>摄入量记录的项目是________(单选题)

A. 饮水　　B. 口服药片　　C. 输血
D. 水果　　E. 进食

2. 下列**不属于**排出量记录的项目是________（单选题）
A. 尿量　　B. 胃肠减压量　　C. 呼吸排出量
D. 大便量　　E. 咳痰量

3. 医疗文件书写要求**不正确**的是________（单选题）
A. 记录及时，准确　　B. 内容简明扼要
C. 医学术语运用确切　　D. 眉栏、页码必须填写完整
E. 有错误应用红笔写“注销”二字，并签名

4. 特别护理记录单适用于________（多选题）
A. 进行特殊治疗的患者　　B. 大手术后的患者
C. 危重患者　　D. 需记录出入液量的患者
E. 须严密观察病情的患者

5. 下列需记录出入液量的患者是________（多选题）
A. 休克患者　　B. 大面积烧伤患者
C. 术前呕吐患者　　D. 心脏瓣膜置换术后患者
E. 输血患者

6. 下列记录出入液量方法正确的是________（多选题）
A. 呼吸排出液量估算后记录
B. 记录均以毫升为单位
C. 在同一横格上可记录不同时间的入量和出量
D. 12 小时用蓝钢笔小结，24 小时用红钢笔总结
E. 停止记出入液量的非特护患者，记录单无须保存

七、自我评价与反思

1. 你认为哪些患者需记录出入液量或特别护理记录？为什么？
2. 你认为怎样才能正确无误地记录出入液量？
3. 你认为特别护理记录的重点内容是什么？

实习46
病区交班报告书写

一、实 习 目 的

1. 熟悉病区交班报告的内容。
2. 熟悉病区交班报告的书写方法。
3. 明确病区交班报告的意义和要求。

二、实 习 方 法

4~6 人一组，病区 2 个班次（白班、夜班），在带教老师指导下小组完成病区交班报告一份。

三、实施要求与建议

1. 记录及时、完整、准确。
2. 文字书写工整、字迹清楚，整齐、不涂改。

四、实 习 用 物

1. 病区交班报告本。
2. 红、蓝钢笔。

五、操作流程与方法

操作流程	操作方法
准备 （办公室） ↓	● 护士：着装整洁，仪表大方，举止端庄 ● 环境：清洁、宽敞 ● 用物：病区交班报告单；红、蓝钢笔
填写眉栏 ↓	● 用蓝钢笔填写各眉栏，项目完整
填写基本情况 ↓	● 在基本情况栏填写患者总数、入院、出院、转出、转入、手术、分娩、病危、死亡人数 ● 日间用蓝钢笔，夜间用红钢笔（以下同） ● 书写内容应全面、准确、简明扼要、重点突出、无遗漏 ● 字迹清楚、不随意涂改

续表

操作流程	操作方法
书写交班患者情况 ↓	● 按顺序书写交班报告 ● 离开病室患者：出院、转出、死亡患者情况填写正确 ● 进入病室患者：新入院或转入的患者情况填写正确、完整（报告入院时间、患者主诉、主要症状、体征、既往史、过敏史、存在的护理问题、给予的治疗、护理措施及效果等） ● 本班重点患者：危重患者、手术后患者、产妇、有异常情况及做特殊检查治疗的患者情况 ● 次日工作重点：预手术、预检查和待行特殊治疗的患者的准备情况 ● 逐项记录，无错记、漏记
签名	● 签名准确、清晰

六、练　习　题

1. 病区交班报告记录的顺序，首先是________（单选题）

   A. 危重患者　　B. 手术患者　　C. 死亡患者

   D. 新入院患者　　E. 离开病区的患者

2. 以下哪类患者<u>不需</u>在病室报告中书写________（单选题）

   A. 危重患者　　B. 手术患者　　C. 死亡患者

   D. 转床患者　　E. 明日行胃镜检查的患者

3. 手术后患者在病室报告中应书写________（多选题）

   A. 麻醉种类　　B. 手术名称及过程　　C. 手术医生姓名

   D. 切口敷料有无渗血　　E. 引流管是否通畅

4. 对新入院的患者进行交班时，应在交班报告上写明________（多选题）

   A. 发病经过　　B. 主要症状　　C. 患者的主诉

   D. 下一班需注意的事项　　E. 对患者的主要处理

七、自我评价与反思

1. 你认为哪些患者需填写病室交班报告？为什么？
2. 比较不同患者病室交班报告内容的异同？

实习 47
尸 体 护 理

一、实 习 目 的

1. 掌握尸体护理的方法。
2. 熟悉尸体护理的注意事项。
3. 在尸体护理过程中，培养尊重死者、尊重人权的职业品德。
4. 熟悉实施尸体护理时和家属的沟通方法。

二、实 习 方 法

1. 2~3 人一组，练习与死者家属进行沟通交流的方法。
2. 2~3 人一组，练习尸体护理方法。

参考模拟临床情境 1：

患者吴某，男，54 岁，因肝硬化门静脉高压、上消化道急性大出血抢救无效死亡，医生刚做出死亡诊断，患者身上还留有静脉输液导管、双气囊三腔胃管、留置导尿管等。多位家属在旁大声啼哭。

参考模拟临床情境 2：

患者李某，女，85 岁，贫血、糖尿病 30 年。因恶心呕吐伴全身乏力、胸闷 1 个月，加重 1 天入院。入病房后上厕所时突然意识不清，呼之不应，医生护士立即进行抢救，经过反复抢救，意识仍不清，双侧瞳孔散大，对光反射消失，血压降为 0，心跳停止，医生做出死亡诊断。家属情绪哀伤激动。

三、实施要求与建议

1. 护士仪表端庄，态度严肃、认真，操作中体现对死者的尊重，并恰当地和家属沟通。
2. 操作方法正确、步骤有序、过程完整。
3. 正确运用节力原理，操作过程动作轻稳、规范。
4. 讨论尸体护理的注意事项。
5. 讨论死亡的分期及特点。

四、实 习 用 物

1. 治疗盘内备　衣裤、尸单、尸体识别卡、弯血管钳、不脱脂棉花、剪刀、绷带、梳子、敷料、胶布(有伤口者)、擦洗用具、隔离衣和手套。

2. 屏风或隔帘、速干手消毒液。

五、操作流程与方法

操作流程	操作方法
填卡 ↓	● 填写死亡通知单2张,家属不在场者通知家属来院探视遗体 ● 填写尸体识别卡3张
评估解释 ↓	● 评估死者一般情况、尸体情况、家属情况 ● 向家属解释操作目的,询问家属是否有特殊要求
准备 ↓	● 护士:着装整洁,态度严肃,洗手,戴口罩、手套,必要时穿隔离衣 ● 环境:肃穆、安静,隔帘或屏风遮挡 ● 用物:备齐用物置于治疗车上
劝慰家属 ↓	● 携用物至床旁,劝慰家属节哀 ● 按需劝家属暂离病室
撤去用物 ↓	● 撤去治疗用物,将床放平
安置尸体 ↓	● 使尸体仰卧,头下垫一枕,双臂放于身体两侧 ● 脱去衣裤,用大单遮盖尸体
处理伤口 ↓	● 有伤口者更换敷料,擦净胶布痕迹 ● 有引流管者应拔出后缝合伤口,或用蝶形胶布封闭,再用棉垫盖好包扎
清洁尸体、填塞腔道 ↓	● 梳头、洗脸,装上义齿,闭合眼睑 ● 用棉花填塞口、鼻、耳、阴道、肛门等孔道,口不能闭合者用四头带托起下颌 ● 依次洗净上肢、胸、腹、背、臀及下肢
更衣系卡1 ↓	● 换上清洁衣裤,系一尸体识别卡在死者右手腕,撤去大单
包尸系卡2 ↓	● 将尸单斜放平车上,移尸体于平车尸单上;先后将尸单下端、左右两边、尸单上端整齐地包好,在颈、腰及踝部用绷带固定,系第二张尸体识别卡在腰部或胸前的尸单上
送太平间 ↓	● 盖上大单,将尸体送太平间,置于停尸屉内
系识别卡3 ↓	● 系第三张尸体识别卡于停尸屉外,取回大单连死者其他被服一并消毒、清洗
处理物品 ↓	● 处理死者遗物,交还家属,若家属不在,应由两人清点后,列出清单交护士长保存 ● 床单位终末消毒,如死者为传染病患者按传染病终末消毒处理
整理病案	● 体温单上记录死亡时间,注销各种执行单,按出院手续办理相关手续

六、练　习　题

1. 患者吴某,63岁,因车祸颅脑损伤,抢救无效,医生确定死亡后,护士进行尸体护理,下列操作<u>**不正确**</u>的是________(单选题)

A. 填写尸体识别卡　　B. 尸体仰卧,取下枕头,洗脸闭合眼睑

C. 给患者装上义齿,以避免脸部变形　　D. 用不脱脂棉填塞尸体孔道

E. 态度真诚严肃,表示同情理解

2. 患者死亡后的处理，**不符合**要求的是________（单选题）

A. 在体温单 40~42℃之间填写死亡时间　B. 停止一切医嘱

C. 整理病历　D. 按出院手续办理结账

E. 撤去床上用物，立即铺好备用床

3. 尸斑一般出现在尸体的________（单选题）

A. 额部　B. 颈部　C. 面部　D. 腹部　E. 最低部位

4. 最先发生的尸体现象是________（单选题）

A. 尸冷　B. 尸斑　C. 尸僵　D. 尸臭　E. 尸绿

5. 尸僵一般最先出现在________（单选题）

A. 耳部　B. 颈部　C. 下肢　D. 上肢　E. 下颌部

6. 濒死患者最后消失的感觉是________（单选题）

A. 触觉　B. 听觉　C. 味觉　D. 嗅觉　E. 视觉

7. 尸体护理时，头下垫枕头的目的是________（单选题）

A. 保持尸体包裹外观良好　B. 便于尸体护理　C. 防止面部淤血发紫

D. 防止下颌下垂　E. 便于家属辨认

8. 进行尸体护理时应________（多选题）

A. 由医生做出死亡诊断后方可进行

B. 态度严肃、认真

C. 动作轻巧敏捷

D. 填写尸体识别卡

E. 在当日体温单 35~37℃之间填写死亡时间

9. 尸体护理的目的是________（多选题）

A. 保证尸体的清洁　B. 使尸体易于辨认　C. 保持尸体良好的姿势

D. 防止尸体腐败　E. 有利于尸体的保存

七、自我评价与反思

1. 你认为在实施尸体护理时应注意什么？
2. 你认为实施尸体护理时应怎样体现尊重死者、关怀家属？

第三部分

常用护理学基础技术考核评分标准

1 考核 1 无菌技术操作考试评分标准

年级________　　学号________　　姓名________　　得分________

项目		项目总分	要求	标准分	扣分说明	得分
素质要求		4	服装、鞋帽整洁 仪表大方，举止端庄	2 2	一项不符扣 1~2 分	
评估准备		8	环境符合无菌操作要求 洗手，戴口罩 操作台、治疗盘清洁、干燥 用物准备齐全，布局合理	2 2 2 2	一项不符扣 1~2 分，未洗手或未戴口罩扣 2 分	
实施过程	无菌包使用	10	（计时开始） 检查无菌包名称、有效期、灭菌标记、包布外观 开包方法正确、无污染（依次揭开外、左、右、内角） 取物用无菌钳或使用投放法，方法正确、无污染 按原折痕包好四角，注明开包时间	2 2 4 2	检查缺项扣 1~2 分，开包及取物方法不正确扣 1~2 分 / 次，开包方法不正确或未注明开包时间扣 1~2 分	
	无菌持物钳使用	8	检查持物钳及容器的有效期、灭菌标记 持钳方法正确，钳端闭合，垂直取放 保持钳端向下传递无菌物品	2 4 2	检查缺项扣 1~2 分，用钳方法不正确扣 1~2 分 / 次	
	铺无菌盘	10	检查无菌巾有效期、灭菌标记 铺无菌巾方法正确，无污染 盖巾边缘折叠整齐，方法正确 注明无菌盘内物品名称、铺盘日期及时间	2 4 2 2	检查缺项扣 1~2 分，方法不正确扣 1~2 分 / 次，污染或跨越无菌区扣 2 分 / 次	
	无菌容器内取物	8	检查无菌容器名称、有效期、灭菌标记 打开容器盖，容器盖摆放正确，取物毕及时盖严容器 取无菌物品方法正确	2 2 4	检查缺项扣 1~2 分，开、盖方法不正确扣 1~2 分，取用无菌物品方法不正确扣 2~4 分	

续表

项目		项目总分	要求	标准分	扣分说明	得分
实施过程	倒无菌溶液	10	核对、检查瓶签、有效期、瓶盖、瓶身及溶液质量 开瓶盖方法正确 冲洗瓶口，倒液方法正确，量适当 盖好瓶盖，注明开瓶日期及时间	2 2 5 1	核对缺项扣1~2分，开瓶方法不正确、标签未朝手心、未冲洗瓶口扣2分，溶液沾湿治疗巾扣3~5分，未记录开瓶时间扣1分	
	戴、脱无菌手套	8	核对手套号码、有效期及灭菌标记，打开手套袋 戴手套方法正确，无污染 脱手套方法正确 （计时结束）	2 4 2	核对缺项扣1~2分，戴、脱手套方法不正确扣2~4分	
实施后处理		4	用物处置、整理环境 洗手	2 2	处置方法不正确扣1~2分	
效果评价		20	动作轻稳，操作熟练有序（8分钟内完成） 无菌概念明确、无跨越无菌区、无菌物品无污染[1]	5 15	每超时30秒扣1分，跨越无菌区扣2分/次，污染无菌物品扣3~5分/次	
理论实践联系		10	回答相关问题正确、全面 正确、灵活处置情境变化	6 4	酌情扣分	
总分		100		100		

注：1. 无菌概念不清晰，有严重污染无菌物品或无菌区行为，该次考试判为“不及格”

主考老师签名：_________

考核 2
穿脱隔离衣操作考试评分标准

年级________ 学号________ 姓名________ 得分________

项目		项目总分	要求	标准分	扣分说明	得分
素质要求		4	服装、鞋帽整洁 仪表大方，举止端庄	2 2	一项不符扣 1~2 分	
评估准备		8	评估患者隔离种类、隔离措施，操作环境的隔离要求 洗手、戴口罩、戴圆帽 取下手表、卷袖过肘 备齐操作用物（含隔离衣检查）	2 2 2 2	评估内容未口述扣 2 分，准备不当一项扣 1~2 分，隔离衣不符合要求扣 2 分	
实施过程	穿衣折襟	22	（计时开始） 手持衣领取下隔离衣 穿衣袖（一左二右三伸手） 系领扣、扣袖口 对襟、折襟方法正确，遮盖严实 系腰带，按需扣下扣	 2 6 4 8 2	污染一处扣 1~2 分，后开口处遮盖不严实扣 1~3 分	
	脱衣掖袖	6	松腰带打活结 解袖口，掖衣袖	2 4	方法不正确或污染一处扣 1~2 分	
	消毒双手[1]	10	消毒范围、方法、程序[1] 消毒手时间	8 2	消毒程序每少一项扣 1 分，方法不正确扣 1~2 分，范围或时间不够扣 2 分	
	解领脱衣	12	解衣领扣 脱衣袖方法正确 悬挂隔离衣，衣边对齐 （计时结束）	2 6 4	方法不正确扣 1~2 分，悬挂的隔离衣衣边未对齐扣 1~2 分	
实施后处理		8	用物处理正确 卫生洗手（至少 15 秒）	4 4	用物处置不当或方法不正确扣 2 分	
效果评价		20	动作轻稳，操作熟练有序（6 分钟内完成） 隔离概念明确、无污染[2]	5 15	每超时 30 秒扣 1 分，污染一次扣 3~5 分	
理论实践联系		10	回答相关问题正确、全面 正确、灵活处置临床情境变化	6 4	酌情扣分	
总分		100		100		

备注：1. 未消毒手即脱隔离衣，该次考试判为“不及格”

2. 隔离概念不明确、严重污染 2 次以上，该次考试判为“不及格”

主考老师签名：________

考核 3
铺备用床 / 暂空床术操作考试评分标准

年级________ 学号________ 姓名________ 得分________

项目		项目总分	要求	标准分	扣分说明	得分
素质要求		4	服装、鞋帽整洁 仪表大方，举止端庄	2 2	一项不符扣 1~2 分	
实施前准备		8	洗手、戴口罩 评估病室环境是否符合要求 用物准备检查(按顺序放置)	2 2 4	用物缺一项扣 2 分，准备不当扣 1~2 分	
实施过程	铺大单	26	(计时开始) 移开床旁桌，移床旁椅至推车旁 翻转床褥 大单放置正确、中线对齐(暂空床按需铺橡胶单及中单或一次性中单) 折角手法正确、铺单方法及顺序正确、四角平紧 床头、床尾包紧，床面平紧、无皱褶	 2 2 5 12 5	步骤缺一项扣 2 分，方法不对或顺序错误扣 1~2 分，大单中线不齐扣 2~5 分，角松扣 3 分 / 个，床单四边松扣 2~5 分	
	套被套	30	被套、棉胎展开方法正确 套棉胎方法、顺序正确 被套中缝与床中线齐 被套内外及棉胎平整 系好带子 折被筒，与床缘平齐，被头充实，上缘平齐床头(暂空床盖被折法正确平整，按需铺中单和橡胶中单或一次性中单) 被尾反折，内部平整	4 4 5 5 2 8 2	步骤缺一项扣 2 分，方法不对或顺序错误扣 1~2 分，被套中线不正、被套内外或棉胎不平整扣 2~5 分，被头空虚扣 3 分，床头、床缘距离不对扣 2 分	
	套枕套	4	在椅子上套枕套，四角充实 正放于床头中间、开口背门	2 2	四角未充实扣 2 分 / 个	
实施后处理		4	移回床旁桌椅 (计时结束) 整理用物	2 2	缺一项或方法不正确扣 2 分	

续表

项目	项目总分	要求	标准分	扣分说明	得分
效果评价	14	操作动作轻稳、连贯、有序(操作时间 <6 分钟) 注意节力,无多余动作 铺面平整,整洁美观	4 4 6	每超时 30 秒扣 1 分,一项不符扣 2~4 分	
理论实践联系	10	回答相关问题正确、全面 正确处置临床情境变化	6 4	酌情扣分	
总分	100		100		

主考老师签名:__________

考核 4
铺麻醉床术操作考试评分标准

年级________　　学号________　　姓名________　　得分________

项目		项目总分	要求	标准分	扣分说明	得分
素质要求		4	服装、鞋帽整洁 仪表大方，举止端庄	2 2	一项不符扣 1~2 分	
实施前准备		10	洗手、戴口罩 评估病室环境是否符合要求 用物准备检查(按顺序放置)	2 4 4	用物缺一项扣 2 分，准备不当扣 1~2 分	
实施过程	铺大单	24	(计时开始) 移桌 20cm，移椅 15cm 翻转床褥 大单放置正确、中线对齐 折角手法正确、顺序正确、四角平紧 床边、床面平紧、无皱褶	 2 2 5 12 3	步骤缺一项扣 2 分，方法不对或顺序错误扣 1~2 分，大单中线不齐扣 2~5 分，角松扣 3 分 / 个，床单四边松扣 2~3 分	
	铺橡胶单、中单	6	铺单方法、顺序正确 铺平、拉紧，中线对齐	2 4	单不平紧或中线不正扣 2~4 分	
	套被套	24	展开被套、棉胎方法正确，套棉胎方法、顺序正确 被套中缝与床中线齐 被套及棉胎内外面平整 系好带子 折被筒正确，与床缘平齐，被头充实，被尾反折，内部平整 盖被折叠正确、平整，开口对门	6 5 4 2 5 2	步骤缺一项扣 2 分，方法不对或顺序错误扣 1~2 分，被套中线不正、被套内外或棉胎不平整扣 2~5 分，被头空虚扣 3 分，床头、床缘距离不对扣 2 分	
	套枕套	4	在椅子上套枕套，四角充实 横立于床头中间、开口背门	2 2	四角未充实扣 2 分 / 个	
实施后处理		6	移回床旁桌椅 (计时结束) 检查、准备麻醉护理盘等用物	2 4	缺一项或方法不正确扣 2 分	

续表

项目	项目总分	要求	标准分	扣分说明	得分
效果评价	12	动作轻稳、连贯、有序(操作时间 <8min) 注意节力,无多余动作 铺面平整,整洁美观	4 4 4	一项不符扣 1~3 分,每超时 30 秒扣 1 分	
理论实践联系	10	回答相关问题正确、全面 正确处置临床情境变化	6 4	酌情扣分	
总分	100		100		

主考老师签名:________

考核 5
卧有患者床更单术操作考试评分标准

年级________　学号________　姓名________　得分________

<table>
<tr><th colspan="2">项目</th><th>项目
总分</th><th>要求</th><th>标准分</th><th>扣分说明</th><th>得分</th></tr>
<tr><td colspan="2">素质要求</td><td>4</td><td>服装、鞋帽整洁
仪表大方，举止端庄，态度和蔼</td><td>2
2</td><td>一项不符扣 1~2 分</td><td></td></tr>
<tr><td rowspan="2">评估准备</td><td>评估解释</td><td>4</td><td>核对患者腕带，解释目的与方法
评估病室环境，患者病情、自理能力、心理状态</td><td>2
2</td><td>步骤或方法不正确一项扣 2 分</td><td></td></tr>
<tr><td>护士准备</td><td>6</td><td>洗手、戴口罩
检查、备齐用物，合理放置</td><td>2
4</td><td>用物缺或准备不当一项扣 1~2 分</td><td></td></tr>
<tr><td rowspan="3">实施过程</td><td>更换大单中单</td><td>26</td><td>（计时开始）
移开床旁桌椅，位置合适
床栏使用时机、方法正确
松被尾，松床单正确
移枕头，翻身方法正确
观察患者皮肤及病情变化，正确处理导管、敷料等
扫床褥（湿式）方法正确
换床单顺序及手法正确
大单、中单平整，四角包紧，中线对正</td><td>
2
3
2
4
3
2
4
6</td><td>方法不对或步骤不对一项扣 1~2 分，翻身前未拉起床栏扣 2 分 / 次，翻身不当、单不平整、中线不正扣 2~6 分，角松扣 2 分 / 个</td><td></td></tr>
<tr><td>更换被套</td><td>18</td><td>更换被套步骤、方法正确
被套、棉胎内外平整
被筒对称，两侧齐床沿
被头充实不空虚
助患者取舒适卧位</td><td>4
5
2
3
4</td><td>方法不对或步骤不对一项扣 2~4 分，被头空虚扣 3 分，被套、棉胎不平整扣 2~5 分</td><td></td></tr>
<tr><td>更换枕套</td><td>6</td><td>更换方法正确
外观平整，四角充实，拍松枕芯
开口背门放置</td><td>2
2
2</td><td>一项不符扣 1~2 分</td><td></td></tr>
<tr><td colspan="2">实施后处理</td><td>4</td><td>移回床旁桌椅
（计时结束）
污被单处理妥当</td><td>2

2</td><td>污物处置不正确一项扣 3 分，其他步骤不正确一项扣 1~2 分</td><td></td></tr>
</table>

续表

项目	项目总分	要求	标准分	扣分说明	得分
效果评价	16	操作动作轻稳、连贯、有序(操作时间 <15 分钟) 注意节力,无多余动作 铺面平整,整洁美观 患者舒适安全,导管敷料安置妥当、无脱落[1]	4 2 6 4	一项不符扣 1~3 分,每超时 30 秒扣 1 分,导管受压或扭曲扣 2~4 分	
护患沟通	6	向患者解释耐心、语言恰当 指导患者配合有效,询问患者感受,关心患者 合理运用非语言沟通技巧	2 2 2	酌情扣分	
理论实践联系	10	回答相关问题正确、全面 正确、灵活处置临床情境变化	6 4	酌情扣分	
总分	100		100		

备注:1. 更单时如患者发生坠床、导管或敷料脱落等,该项考试判为“不及格”

主考老师签名:_________

考核 6
轮椅 / 平车搬运术操作考试评分标准

年级________ 学号________ 姓名________ 得分________

项目		项目总分	要求	标准分	扣分说明	得分
素质要求		4	服装、鞋帽整洁 仪表大方，举止端庄，态度和蔼	2 2	一项不符扣 1~2 分	
评估准备	评估解释	6	核对患者腕带，解释目的与方法 评估病室环境，患者病情、自理能力、心理状态 评估轮椅 / 平车性能，妥善安置导管、敷料等	2 2 2	步骤或方法不正确一项扣 2 分	
	护士准备	6	洗手、戴口罩 检查、备齐用物，合理放置	2 4	用物缺或准备不当一项扣 1~2 分	
实施过程	放置轮椅 / 平车	10	移开床旁桌椅，松开盖被，轮椅 / 平车位置合适 固定轮椅 / 平车正确 妥善处理轮椅 / 平车所用大单、盖被、毛毯、脚踏板等 观察患者皮肤及病情变化，正确处理导管、敷料等	4 2 2 2	方法不对或步骤不对一项扣 1~2 分，少一项扣 2 分	
	坐轮椅 / 搬运	25	协助、搬运患者移至轮椅 / 平车方法正确，患者安全舒适 患者衣物及鞋的穿脱、放置处理正确 扶助、托起患者部位正确，动作协调一致 盖好盖被、毛毯等 正确处理导管、敷料等 运送途中观察患者病情变化，患者安全舒适	10 2 5 2 2 4	方法不对、步骤不对或少项一项扣 2~4 分，移动、搬运时托起、扶助部位不当扣 2~5 分，拖、拉、拽患者导致皮肤摩擦扣 2~5 分	
	移回病床	18	推回轮椅 / 平车，位置合适，固定正确 协助、搬运患者移回病床方法正确，患者安全舒适 患者衣物及鞋妥善放置 协助患者取舒适卧位，盖好盖被，观察病情	4 10 2 2	方法不对、步骤不对或少项一项扣 2~4 分	

续表

项目	项目总分	要求	标准分	扣分说明	得分
实施后处理	5	整理床单位 物品放置妥当，必要时记录	3 2	用物处理不正确一项扣2~3分	
效果评价	10	动作熟练、轻稳、连贯流畅、有序 注意节力，无多余动作 患者舒适安全，注意保暖，导管敷料安置妥当、无脱落[1]	4 2 4	一项不符扣1~3分	
护患沟通	6	向患者解释耐心，语言恰当、自然 指导患者配合有效，询问患者感受，关心患者 合理运用非语言沟通技巧	2 2 2	酌情扣分	
理论实践联系	10	回答相关问题正确、全面 正确、灵活处置临床情境变化	6 4	酌情扣分	
总分	100		100		

备注：搬运时如患者发生坠床、跌倒、导管或敷料脱落等，该项考试判为“不及格”

主考老师签名：__________

考核 7

床上擦浴及背部护理术操作考试评分标准

年级________ 学号________ 姓名________ 得分________

项目		项目总分	要求	标准分	扣分说明	得分
素质要求		4	服装、鞋帽整洁 仪表大方，举止端庄，态度和蔼	2 2	一项不符扣 1~2 分	
评估准备	评估解释	8	（计时开始） 核对患者腕带，解释目的与方法 评估患者病情、意识状态、体温、对冷热刺激耐受程度、自理程度 询问患者有无排尿等需要	 2 4 2	步骤或方法不正确一项扣 2 分	
	护士准备	6	洗手、戴口罩 备齐用物，合理放置 合理安排环境（关门窗，遮屏风或隔帘）	2 2 2	用物缺或准备不当一项扣 1~2 分	
实施过程		40	松盖被，体位舒适安全 备水（水温适宜，适时换水） 擦拭部位下方垫大毛巾 擦拭顺序正确（面部、颈部、两上肢、胸腹部、背部、腰臀部、两下肢、会阴） 擦拭方法、手法正确、力度适当 按需正确进行背部按摩 协助脱、穿衣裤方法正确 协助翻身方法正确 观察患者有无更单、修剪指 / 趾甲需要并正确协助	2 6 2 6 10 2 6 4 2	步骤缺或不对一项扣 2~5 分，水温不适扣 3 分，未适时换水扣 2 分 / 次，顺序不对扣 2 分 / 次，穿脱衣裤方法不正确扣 2~6 分，翻身不正确扣 2~4 分	
实施后处理		6	（计时结束） 整理床单位，正确清理用物 洗手，记录（时间、效果、反应）	 4 2	一项不符扣 1~2 分	
效果评价		18	动作轻稳，操作程序连贯、有序（<15 分钟） 注意节力、无多余动作 保护患者隐私，关心体贴患者注意保暖，及时观察病情 患者舒适安全，导管敷料安置妥当、无脱落[1]	4 4 2 4 4	每超时 30 秒扣 1 分，一项不符扣 2~4 分，未注意保暖扣 2~4 分	

续表

项目	项目总分	要求	标准分	扣分说明	得分
护患沟通	8	向患者解释耐心、语言恰当 指导患者配合有效，适时询问患者感受，关心患者 合理运用非语言沟通技巧	2 4 2	酌情扣分	
理论实践联系	10	回答相关问题正确、全面 正确、灵活处置临床情境变化	6 4	酌情扣分	
总分	100		100		

备注：1. 擦浴时如患者发生坠床、导管或敷料脱落等，该项考试判为“不及格”

主考老师签名：__________

8

考核 8 口腔护理术操作考试评分标准（清醒患者）

年级_________　　学号_________　　姓名_________　　得分_________

项目		项目总分	要求	标准分	扣分说明	得分
素质要求		4	服装、鞋帽整洁 仪表大方，举止端庄，态度和蔼	2 2	一项不符扣 1~2 分	
评估准备	评估解释	8	核对患者腕带，解释目的与方法 评估患者病情、口腔状况等	4 4	步骤或方法不正确一项扣 2 分	
	护士准备	14	（计时开始） 洗手、戴口罩 根据病情准备适量漱口液、擦洗棉球、药物 用物准备齐全，放置合理	 2 10 2	用物缺或准备不当一项扣 2~3 分，棉球过干或过湿扣 3~5 分	
实施过程	患者准备	10	（计时开始） 再次核对患者 协助患者侧卧或头转向一侧 颌下铺巾、置弯盘 协助患者漱口 正确处理义齿	 2 2 2 2 2	未漱口扣 2 分，义齿处理不当扣 2 分	
	擦洗	18	擦洗方法、顺序正确（夹取及绞干棉球方法正确） 部位无遗漏 观察口腔情况	10 6 2	顺序不对酌情扣分，方法不对、部位遗漏、未包镊尖扣 2~5 分	
	处置	4	漱口 口腔疾患处理正确 （计时结束）	2 2	酌情扣分	
实施后处理		6	污物处置正确 擦净患者面部整理床单位 洗手、脱口罩	2 2 2	污物处置不正确一项扣 2~3 分，其他酌情扣分	

续表

项目	项目总分	要求	标准分	扣分说明	得分
效果评价	18	动作轻巧稳重，操作熟练有序（15 分钟内完成） 患者口腔清洁，感觉舒适 无菌概念明确、无污染[2]	4 4 10	每超时 30 秒扣 1 分，污染一次扣 3~5 分	
护患沟通	8	向患者解释耐心、语言恰当 指导患者配合有效，询问患者感受，体现爱伤观念 合理运用非语言沟通技巧	2 4 2	酌情扣分	
理论实践联系	10	回答相关问题正确、全面 正确、灵活处置临床情境变化	6 4	酌情扣分	
总分	100		100		

备注：1. 未核对患者或错误，该项考试判为“不及格”

2. 准备无菌物品时污染仍继续给患者使用，该项考试判为“不及格”

主考老师签名：__________

考核 9
生命体征测量及记录术操作考试评分标准

年级________ 学号________ 姓名________ 得分________

项目		项目总分	要求	标准分	扣分说明	得分
素质要求		4	仪表大方、举止得体、态度和蔼 服装、衣帽整洁	2 2	一项不符扣 1~2 分	
评估准备	评估解释	4	核对患者床号、姓名[1]，解释目的 评估患者病情、活动、冷热饮等情况	2 2	未评估扣 4 分，评估不当扣 2~3 分	
	护士准备	4	洗手，戴口罩，备齐用物，放置合理 选择合适体温计、血压计，检查	2 2	一项不符扣 1~2 分，用物选错或未检查扣 2 分	
正确测量	体温测量	8	（计时开始） 取合适卧位，正确指导患者配合 测量方法、位置正确，测量时间合适（腋温 10 分钟，口温 3 分钟，肛温 3 分钟）	 2 6	测量方法不正确扣3~6分，时间不正确扣 3 分，其他酌情扣分	
	脉搏测量	7	患者手臂置舒适位置 测量方法、位置正确，计数 30 秒（异常测 1 分钟）	2 5	测量手法、位置不正确扣 3~5 分，时间不够扣 3 分	
	呼吸测量	5	测量方法正确（测 30 秒，异常测 1 分钟）	5	同上	
	血压测量	12	卷袖暴露上臂，肘部伸直 缠袖带部位、方法正确（距肘窝 2~3cm，松紧适宜 1~2 指） 血压计置合适位置，触肱动脉搏动，置胸件 关闭气门，平稳打气与放气，测后开气门，放袖带内空气，测量值准确	1 2 3 6	肢体暴露、缠袖带、血压计放置不正确扣 2~3 分，未触摸肱动脉搏动或胸件放置位置不正确扣 2 分，打气不够、放气速度过快或过慢扣 3~5 分	

续表

项目	项目总分	要求	标准分	扣分说明	得分
实施后处理	18	正确、及时记录测量值 助患者取舒适卧位，整理床单位（计时结束） 正确处置体温计（清点、甩表、消毒、备用）、血压计（关汞槽、卷袖带、盖） 洗手，脱口罩 将各测量值正确记录到体温单上	2 2 4 2 8	体温表未消毒扣5分，消毒不正确扣2~5分，血压计汞槽未关扣3分，体温表破裂扣3分/根；体温单记录符号、数值错误扣2分/次，填写、连线错误扣1分/次，其他酌情扣分	
效果评价	20	测量方法正确，各测量值准确[2] 操作熟练有序（10分钟） 动作轻柔稳重，患者安全不受损害[3]	12 4 4	每超时30秒扣1分	
护患沟通	8	向患者解释耐心、语言恰当 指导患者配合有效，关心患者，体现爱伤观念 合理运用非语言沟通技巧	2 4 2	酌情扣分	
理论实践联系	10	回答相关问题正确、全面 正确、灵活处置临床情境变化	6 4	酌情扣分	
总分	100		100		

备注：1. 未核对患者或错误，该项考试判为“不及格”

2. 体温数值误差 >0.1℃扣5分；脉搏数值误差≥4次/分扣5分，≥8次/分扣10分；呼吸数值误差≥3次/分扣5分，≥6次/分扣10分；血压测量一次测量不成功扣5分，二次未测出该考试判“不及格”；血压值误差≥10mmHg扣5分，≥20mmHg该考试判“不及格”；若上述有两项测量值误差较大，该考试判“不及格”

3. 如出现肛表大部或全部插入肛门、体温表破裂水银漏出（甩表时不计），该考试判“不及格”

主考老师签名：__________

考核 10 双侧鼻导管 / 鼻塞吸氧术操作考试评分标准（清醒患者）

年级________ 学号________ 姓名________ 得分________

项目		项目总分	要求	标准分	扣分说明	得分
素质要求		4	服装、鞋帽整洁 仪表大方，举止端庄，态度和蔼	2 2	一项不符扣 1~2 分	
评估准备	评估解释	6	核对患者[1]并解释 评估患者病情、缺氧程度，清洁患者鼻腔	2 4	步骤或方法不正确一项扣 2 分	
	护士准备	6	洗手、戴口罩 用物准备齐全，放置合理	2 4	用物缺或准备不当一项扣 1~2 分	
实施过程	接管试氧	10	（计时开始） 加湿化液，接流量表 连接中心氧气，接管，试氧	 4 6	步骤或方法不正确一项扣 2 分	
	插管吸氧	14	调节氧流量 接双侧鼻导管（鼻塞）并试通畅 插管并固定 记录用氧时间及流量	4 4 4 2	调流量和接管顺序错误扣 3 分，步骤或方法不正确扣 2~3 分	
	拔管	10	解除固定 取出鼻塞（鼻导管） 关流量表	2 4 4	拔管和关流量顺序错误扣 3 分，或方法不对扣 2~3 分	
	观察	4	观察吸氧效果 观察患者鼻腔有无堵塞或红肿 （计时结束）	2 2	未观察一项扣 2 分	

续表

项目	项目总分	要求	标准分	扣分说明	得分
实施后处理	10	污物处置正确 擦净患者口鼻部，整理床单位 洗手、脱口罩 记录用氧效果	4 2 2 2	污物处置不正确一项扣2~3分，其他步骤一项扣1~2分	
效果评价	20	动作轻巧稳重，操作熟练有序（7分钟完成） 患者感觉舒适 符合用氧安全要求[2] 无菌概念明确、无污染[3]	4 2 6 8	污染一次扣2~3分，每超过30秒扣1分	
护患沟通	6	向患者解释耐心、语言恰当 指导患者配合有效，询问患者感受，体现爱伤观念 合理运用非语言沟通技巧	2 2 2	酌情扣分	
理论实践联系	10	回答相关问题正确、全面 正确、灵活处置临床情境变化	6 4	酌情扣分	
总分	100		100		

备注：1. 未核对患者或错误，该项考试判为“不及格”
2. 严重违反用氧安全要求，该项考试判为“不及格”
3. 有无菌物品严重污染而继续给患者使用，该项考试判为“不及格”

主考老师签名：__________

考核 11 超声波雾化吸入术操作考试评分标准(清醒患者)

年级________　　学号________　　姓名________　　得分________

项目		项目总分	要求	标准分	扣分说明	得分
素质要求		4	服装、鞋帽整洁 仪表大方,举止端庄,态度和蔼	2 2	一项不符扣 1~2 分	
评估准备	评估解释	6	核对患者[1]并解释 评估患者病情、呼吸	2 4	步骤或方法不正确一项扣 2 分	
	护士准备	4	洗手、戴口罩 用物准备齐全,放置合理	2 2	用物缺或准备不当一项扣 1~2 分	
	仪器准备	8	水槽加水[2],浸没透声膜 按医嘱备药,注入雾化罐 连接电源和管道,检查仪器	2 4 2	方法不正确一项扣 2~4 分,连接不正确扣 3 分	
	患者准备	4	携用物至患者处,再次核对患者 协助患者取半坐位	2 2	步骤或方法不正确一项扣 2 分	
实施过程	开机	10	开启电源,预热 开启雾化开关 定时,调节雾量大小	3 3 4	未预热扣 3 分,调节方法不对、雾量不适扣 1~2 分	
	雾化	10	含嘴放入口中或面罩罩住口鼻 指导患者吸气、呼气方法正确	4 6	方法不对扣 2~4 分	
	观察	6	注意水槽内水温 观察雾化吸入效果 结束时关雾化开关,关电源	2 2 2	未观察一项扣 2 分	

续表

项目	项目总分	要求	标准分	扣分说明	得分
实施后处理	10	污物处置正确 擦净患者面部,整理床单位 洗手、脱口罩 记录实施过程和效果	4 2 2 2	污物处置不正确一项扣2~3分,其他步骤缺一项扣1~2分	
效果评价	18	动作轻巧稳重,操作熟练有序 患者主诉舒适,症状改善 符合用氧安全要求,无菌概念明确、无污染[3]	4 4 10	污染一次扣3~4分,每超时30秒扣1分	
护患沟通	10	向患者解释耐心、语言恰当 指导患者配合有效,询问患者感受,体现爱伤观念 合理运用非语言沟通技巧	4 4 2	酌情扣分	
理论实践联系	10	回答相关问题正确、全面 正确、灵活处置临床情境变化	6 4	酌情扣分	
总分	100		100		

备注:1. 未核对患者或错误,该项考试判为“不及格”

2. 水槽未加水即接通电源,该项考试判为“不及格”

3. 物品污染而继续给患者使用,该项考试判为“不及格”

主考老师签名:________

12 考核 12 氧气雾化吸入术操作考试评分标准（清醒患者）

年级________ 学号________ 姓名________ 得分________

项目		项目总分	要求	标准分	扣分说明	得分
素质要求		4	服装、鞋帽整洁 仪表大方，举止端庄，态度和蔼	2 2	一项不符扣 1~2 分	
评估准备	评估解释	6	核对患者[1]并解释 评估患者病情、呼吸	2 4	步骤或方法不正确一项扣 2 分	
	护士准备	4	洗手、戴口罩 用物准备齐全，放置合理	2 2	用物缺或准备不当一项扣 1~2 分	
	用物准备	8	雾化液配制方法正确、足量 备吸氧装置（湿化瓶内不放湿化液）	4 4	药液配制不当扣 2~4 分	
	患者准备	4	携用物至患者处，再次核对患者 协助患者取半坐位	2 2	步骤或方法不正确一项扣 2 分	
实施过程	雾化吸入	12	将氧气表插入中心供氧管道 调节氧流量，检查喷出雾量，雾量适中	4 8	氧气流量、雾量调节不当扣 2~4 分	
		10	含嘴放入口中或面罩罩住口鼻 指导患者吸气、呼气方法正确	4 6	方法不对扣 2~4 分	
	雾化结束	6	移开雾化装置 关闭氧气	3 3	顺序不对扣 2~4 分	
实施后处理		10	污物处置正确 擦净患者面部，整理床单位 洗手、脱口罩 记录实施过程和效果	4 2 2 2	污物处置不正确一项扣 2~3 分，其他步骤不正确一项扣 1~2 分	

续表

项目	项目总分	要求	标准分	扣分说明	得分
效果评价	18	动作轻巧稳重，操作熟练有序 患者主诉舒适，症状改善 符合用氧安全要求，无菌概念明确、无污染[2]	4 4 10	污染一次扣3~4分，每超时30秒扣1分	
护患沟通	8	向患者解释耐心、语言恰当 指导患者配合有效，询问患者感受，体现爱伤观念 合理运用非语言沟通技巧	2 4 2	酌情扣分	
理论实践联系	10	回答相关问题正确、全面 正确、灵活处置临床情境变化	6 4	酌情扣分	
总分	100		100		

备注：1. 未核对患者或错误，该项考试判为“不及格”

2. 物品污染继续给患者使用，该项考试判为“不及格”

主考老师签名：__________

13

考核13 吸痰术操作考试评分标准(清醒患者)

年级________ 学号________ 姓名________ 得分________

项目		项目总分	要求	标准分	扣分说明	得分
素质要求		4	服装、鞋帽整洁 仪表大方,举止端庄,态度和蔼	2 2	一项不符扣1~2分	
评估准备	评估解释	6	核对患者[1]并解释 评估患者病情、呼吸、痰液、口鼻黏膜	2 4	步骤或方法不正确一项扣2分	
	护士准备	4	洗手、戴口罩 用物准备齐全,放置合理	2 2	用物缺或准备不当一项扣1~2分	
	患者准备	4	(计时开始) 携用物至患者处,再次核对患者 协助患者取半坐位	 2 2	步骤或方法不正确一项扣2分	
	仪器准备	8	检查吸引器(连接、调负压) 戴手套,用无菌技术取吸痰管连接,试吸通畅	2 6	步骤或方法不正确一项扣2分,取用吸痰管不对或污染扣2~6分	
实施过程	插管	12	持管、插管方法正确[2] 插管深度合适	8 4	方法不对或深度不对扣2~5分	
	吸痰	16	吸痰方法正确(旋转上提) 吸痰时间适宜[3](一次≤15秒) 抽吸生理盐水以冲洗吸痰管 按需再取管重复吸引	8 4 2 2	方法不对扣2~5分,不同部位吸痰时顺序错误扣4分	
	观察	4	观察痰液性状 观察患者呼吸改善情况 (计时结束)	2 2	未观察一项扣2分	

续表

项目	项目总分	要求	标准分	扣分说明	得分
实施后处理	8	污物处置正确（手套包吸痰管） 擦净患者面部整理床单位 洗手、脱口罩 记录吸痰效果和痰液量、性状	2 2 2 2	污物处置不正确一项扣3分，其他步骤不正确一项扣1~2分	
效果评价	18	动作轻巧稳重，操作熟练有序（8分钟内完成） 患者气道通畅改善 无菌概念明确、无污染[4]	4 2 12	污染一次扣3~5分，每超时30秒扣1分	
护患沟通	6	向患者解释耐心、语言恰当 指导患者配合有效，询问患者感受 合理运用非语言沟通技巧	2 2 2	酌情扣分	
理论实践联系	10	回答相关问题正确、全面 正确、灵活处置临床情境变化	6 4	酌情扣分	
总分	100		100		

备注：1. 未核对患者或错误，该项考试判为“不及格”
2. 带负压插管1次扣5分，2次该项考试判为“不及格”
3. 单次吸痰时间超过15秒扣4分，2次出现此错误该项考试判为“不及格”
4. 吸痰管反复上下提插，或将插过鼻腔或口腔的吸痰管再次插入人工气道，该项考试判为“不及格”

主考老师签名：________

考核 14
鼻饲术操作考试评分标准（清醒患者）

年级________ 学号________ 姓名________ 得分________

项目		项目总分	要求	标准分	扣分说明	得分
素质要求		4	服装、鞋帽整洁 仪表大方，举止端庄，态度和蔼	2 2	一项不符扣 1~2 分	
评估准备	评估解释	6	核对患者[1]并解释 评估患者病情、意识、心理状态、合作程度等	2 4	步骤或方法不正确一项扣 2 分	
	护士准备	4	洗手、戴口罩 用物准备齐全，放置合理，鼻饲液温度 38~40℃	2 2	用物缺或准备不当一项扣 1~2 分	
	患者准备	4	（计时开始） 携用物至患者处，再次核对患者 协助患者取舒适卧位	 2 2	步骤或方法不正确一项扣 2 分	
实施过程	润管测长	8	铺巾放盘，清洁通畅侧鼻腔，备胶布 润滑胃管前端，检查是否通畅 测量需插入胃管长度并标记	2 4 2	步骤缺或方法不正确一项扣 2 分，未润滑胃管扣 4 分	
	插管确认	18	插管方法正确，深度适宜（45~55cm），指导患者吞咽 判断胃管是否在胃内方法正确 胃管固定牢固	10 6 2	插管方法不对扣 3~6 分，未判断胃管是否在胃内或判断有误扣 2~4 分	
	鼻饲	14	灌食方法正确，速度适宜（回抽、注水、灌液、再注水） 鼻饲量、温度适宜 注意观察患者反应 鼻饲毕正确处理末端	6 4 2 2	灌食方法不正确或温度、速度不适宜扣 2~4 分	
	拔管	6	夹胃管末端拔管，方法正确（呼气拔） 擦拭胶布印痕 （计时结束）	4 2	步骤缺一项扣 2 分	

续表

项目	项目总分	要求	标准分	扣分说明	得分
实施后处理	6	用物处置正确 擦净患者面部,整理床单位 洗手,记录鼻饲量、时间等	2 2 2	污物处置不正确扣3分,其他不正确一项扣1~2分	
效果评价	12	动作轻巧稳重,操作熟练有序(15分钟内完成) 插管、鼻饲中患者无明显不适	2 4 6	超时30秒扣1分	
护患沟通	8	向患者解释耐心、语言恰当 指导患者吞咽及时、有效,询问患者感受,体现爱伤观念 合理运用非语言沟通技巧	2 4 2	酌情扣分	
理论实践联系	10	回答相关问题正确、全面 正确、灵活处置临床情境变化(如插管中出现恶心、咳嗽等)	6 4	酌情扣分	
总分	100		100		

备注:1. 未核对患者或错误,该项考试判为“不及格”

主考老师签名:__________

15 考核 15 灌肠术操作考试评分标准

年级________ 学号________ 姓名________ 得分________

项目		项目总分	要求	标准分	扣分说明	得分
素质要求		4	服装、鞋帽整洁 仪表大方，举止端庄	2 2	一项不符扣 1~2 分	
评估准备	评估解释	4	核对患者[1]并解释 评估患者病情及肛周皮肤黏膜情况、心理状态与合作程度	2 2	患者评估不全扣 2 分，用物缺或准备不当一项扣 1~2 分，遗漏扣 2 分	
	护士准备	6	洗手、戴口罩 用物准备齐全，放置合理 灌肠液配制（浓度、温度、量）	2 2 2		
	患者准备	4	嘱患者排尿 关闭门窗、拉窗帘或屏风遮挡	2 2		
实施过程	体位	8	（开始计时） 携用物至患者处，再次查对患者 协助患者摆好体位 暴露臀部，注意保暖 臀下垫巾，置弯盘于臀边	 2 2 2 2	步骤缺一项扣 2 分，暴露过多扣 3~5 分	
	插管	16	灌肠袋挂于输液架上（40~60cm） 戴手套，取肛管，润滑肛管前端，排气[2] 分臀、嘱张口呼吸、插管[3]（手法正确，深度 7~10cm）	2 6 8	步骤缺一项扣 2 分，方法错误扣 1~2 分，插管时动作粗重扣 5~10 分	
	灌液	10	固定肛管，松止水阀灌液[4] 观察液面及患者病情情况	4 6	步骤缺一项或方法不当扣 2~4 分	
	拔管	8	灌肠结束，关闭止水阀 拔管[3]手法正确，肛管处置正确 清洁肛门 计时结束（共计 5 分钟）	2 4 2	步骤缺一项扣 2 分，方法不正确扣 1~2 分	

续表

项目	项目总分	要求	标准分	扣分说明	得分
实施后处理	10	协助患者穿好衣裤,安置舒适体位,整理床单位 解释注意事项 正确处理用物 洗手,脱口罩,记录(排便次数、量、性状、患者反应)	2 2 4 2	缺一项或方法不正确扣1~2分,用后污物未弃于医用垃圾桶内扣4分	
效果评价	10	动作轻柔稳重,操作熟练有序(5分钟内完成) 患者感觉良好 注意区分无菌和污染物品并正确使用	4 2 4	每超时30秒扣1分	
护患沟通	10	向患者解释耐心、语言恰当 指导患者配合,关心患者感受详细交代灌肠后注意事项 合理运用非语言沟通技巧	2 2 4 2	酌情扣分	
理论实践联系	10	回答相关问题正确、全面 正确、灵活处置临床情境变化	6 4	酌情扣分	
总分	100		100		

备注:1. 未核对患者或错误,该项考试判为“不及格”
2. 未排气即插管,该项考试判为“不及格”
3. 插管前灌肠液沾湿床单位扣2~5分,拔管时液体污染床单位扣5~10分
4. 灌液中若肛管脱出扣10分,灌液中液体漏出扣5~10分,严重沾湿床单位或患者衣裤,该项考试判为“不及格”

主考老师签名:__________

16

考核 16
女患者导尿术操作考试评分标准（清醒患者）

年级________ 学号________ 姓名________ 得分________

项目		项目总分	要求	标准分	扣分说明	得分
素质要求		4	服装、鞋帽整洁 仪表大方，举止端庄	2 2	一项不符扣 1~2 分	
评估准备	评估解释	4	核对患者[1]并解释 评估患者的合作程度、耐受性，膀胱充盈度和会阴部皮肤	2 2	步骤缺一项扣 2 分，方法不对或顺序错误扣 1~2 分	
	护士准备	4	洗手、戴口罩 用物准备齐全，放置合理	2 2	用物缺或准备不当一项扣 1~2 分	
	患者准备	4	嘱患者或协助患者清洗外阴 关闭门窗、拉窗帘或屏风遮挡	2 2	步骤或方法不正确一项扣 2 分，未关闭门窗或未遮挡扣 4 分	
实施过程	体位	6	（计时开始） 核对患者[1]并解释 垫垫巾，协助患者脱裤，保暖取仰卧屈膝卧位，两腿分开	2 2 2	步骤或方法不正确一项扣 2 分	
	会阴消毒	6	消毒方法、顺序正确 弯盘置床尾	5 1	方法不对扣 2~5 分	
	导尿前准备	18	无菌操作打开导尿包的治疗巾 戴无菌手套，铺洞巾[2] 整理物品，润滑导尿管前端 导尿管和集尿袋引流管连接 再次消毒会阴和尿道口	2 6 3 2 5	步骤或方法不正确扣 1~3 分，消毒方法不对扣 2~5 分	
	插管引流	10	插管 4~6cm，见尿再插入 1~2cm 左手固定尿管引流尿液 观察患者反应	6 2 2	步骤或方法不正确扣 1~3 分	

续表

项目		项目总分	要求	标准分	扣分说明	得分
实施过程	拔管	2	拔管，撤下洞巾，擦净会阴 计时结束（15 分钟完成）	2	方法不正确扣 1~2 分	
实施后处理		6	患者取舒适体位，整理床单位 污物处置正确 洗手、脱口罩、记录	2 2 2	污物处置不正确一项扣 2 分，其他不正确扣 1~2 分	
效果评价		20	动作轻巧稳重 操作熟练有序 患者腹胀状况改善 无菌概念明确、无污染[3]	4 4 2 10	污染一次扣 3~5 分，每超时 30 秒扣 1 分	
护患沟通		6	向患者解释耐心、语言恰当 指导患者配合有效，询问患者感受，体现爱伤观念 合理运用非语言沟通技巧	2 2 2	酌情扣分	
理论实践联系		10	回答相关问题正确、全面 正确、灵活处置临床情境变化	6 4	酌情扣分	
总分		100		100		

备注：1. 未核对患者或错误，该项考试判为“不及格”

2. 戴无菌手套或铺洞巾时无菌概念不明确，有严重污染行为，该项考试判为“不及格”

3. 任何操作导致无菌导尿管污染或可疑污染，而未采取措施，继续给患者插入者，该项考试判为“不及格”

主考老师签名：__________

考核17 口服给药术操作考试评分标准

年级________ 学号________ 姓名________ 得分________

项目		项目总分	要求	标准分	扣分说明	得分
素质要求		4	服装、鞋帽整洁 仪表大方，举止端庄，态度和蔼	2 2	一项不符扣1~2分	
实施前准备		6	洗手、戴口罩 用物准备齐全，检查，放置合理	2 4	用物缺一项扣2分，准备不当扣1~2分	
实施过程	摆药	22	根据服药本备药盘、药杯 取固体药方法正确、数量准确[1] 取液体药方法正确、剂量准确[1] 取药液不足1ml方法正确[1] 含服、夜间用药摆放正确	2 6 6 4 4	取药方法不正确扣2~4分	
	核对药物	8	根据服药本两人逐个核对，方法正确 按需正确研磨药物	4 4	方法不正确扣2~4分，未研磨或研磨方法不对扣2分	
	发药	20	备物，床旁核对患者、药物[2] 评估患者病情、用药目的、服药相关知识等 合理进行用药指导 协助患者服药后再次查对 未服药者处理正确（带回交班）	2 4 6 6 2	未评估或评估不当扣2~4分，用物缺一项扣2分，用药未指导或不恰当扣2~4分	
实施后处理		8	正确处理用物（量杯、研钵洗净备用） 药瓶等用物及时放回原处 观察患者用药效果及反应	2 2 4	用物处理不正确一项扣2分，未及时放回扣1分	
效果评价		14	动作轻巧稳重，操作熟练有序 查对观念强，严格三查七对[1,2]	4 10	查对缺1次扣2分，每超时30秒扣1分	
护患沟通		8	向患者解释、指导用药耐心、恰当 协助服药时体现关心患者 合理运用非语言沟通技巧	4 2 2	酌情扣分	
理论实践联系		10	回答相关问题正确、全面 正确、灵活处置临床情境变化	6 4	酌情扣分	
总分		100		100		

备注：1. 药量不准扣4分/次，2次以上（不包含2次）药量不准该次考试判为"不及格"；取错药物该次考试判为"不及格"

2. 未核对患者或错误、发错药物该次考试判为"不及格"

主考老师签名：________

考核18 皮下/肌内注射术操作考试评分标准

年级________ 学号________ 姓名________ 得分________

项目		项目总分	要求	标准分	扣分说明	得分
素质要求		4	服装、鞋帽整洁 仪表大方，举止端庄，态度和蔼	2 2	一项不符扣1~2分	
评估准备	评估解释	8	看医嘱或治疗本 双向核对患者床号、姓名、腕带[1] 评估（病情、用药、配合程度） 向患者解释目的及配合事项，询问有无特殊需要	2 2 2 2	少核对一项扣2分，未核对、解释扣2分	
	环境准备	4	环境整洁，布局合理 清洁操作面和用物	2 2	操作面及用物不整洁扣2~4分	
	护士准备	4	洗手、戴口罩、无长指甲 用物、药液准备检查[2]	2 2	用物缺一项扣2分，未检查扣2分	
实施过程	抽吸药液	16	（计时开始） 两人核对医嘱、药液，铺无菌区 消毒安瓿或密封瓶 取用注射器、抽药液方法正确（药液不余、不漏、不污染） 排气方法正确（不浪费、不倒流） 再次核对，置无菌盘内备用	 2 2 6 4 2	步骤缺一项扣2分，方法不对扣1~2分，药量不准扣3~5分，排气浪费扣2~3分	
	选位消毒	12	携用物至患者处，再次核对 安置合适体位，正确暴露、保暖 正确选择注射部位 皮肤消毒范围、方法正确	2 2 4 4	体位、部位不当扣2~4分，消毒不当扣2~4分	
	进针推药	16	备干棉签，再次核对 绷皮，进针迅速，角度、深度合适 固定方法正确，抽回血 注药速度适宜，药量准确	2 6 4 4	进针速度、角度及深度不当、推药速度不当、药量不准扣3~5分，未抽回血扣3分	

续表

项目		项目总分	要求	标准分	扣分说明	得分
实施过程	拔针按压	4	拔针迅速，棉签按压（计时结束） 再次核对	2 2	步骤缺一项或方法不对扣1~2分	
实施后处理		6	整理床单位，交代注意事项 用物处理正确（浸泡、毁形） 洗手，按需记录	2 2 2	步骤缺一项扣2分，方法不正确扣1~2分	
效果评价		10	动作轻巧稳重，操作熟练有序（6分钟内完成） 遵循无菌原则无污染[3]	4 6	污染一次扣3~5分，每超时30秒扣1分	
护患沟通		6	向患者解释耐心、语言恰当 指导患者配合，关心患者感受 合理运用非语言沟通技巧	2 2 2	酌情扣分	
理论实践联系		10	回答相关问题正确、全面 正确、灵活处置临床情境变化	6 4	酌情扣分	
总分		100		100		

备注：1. 未核对患者或错误，该项考试判为“不及格”

2. 使用过期物品，该项考试判为“不及格”

3. 无菌概念明确，污染一次扣3~5分，严重污染两次判为“不及格”

主考老师签名：________

考核 19
静脉注射术操作考试评分标准

年级________　学号________　姓名________　得分________

项目		项目总分	要求	标准分	扣分说明	得分
素质要求		4	服装、鞋帽整洁 态度和蔼，举止端庄	2 2	一项不符扣 1~2 分	
实施前准备	评估解释	8	看医嘱或治疗本 双向核对患者床号、姓名、腕带[1] 评估（病情、用药、配合程度） 向患者解释目的及配合事项，询问有无特殊需要	2 2 2 2	少核对一项扣 2 分，未核对、解释扣 2 分	
	环境准备	4	环境整洁，布局合理 清洁操作面和用物	2 2	操作面及用物不整洁扣 2~4 分	
	护士准备	6	洗手、戴口罩、无长指甲 按医嘱准备、检查药物、用物[2]，两人核对医嘱、药液	2 4	用物缺一项扣 2 分，未检查扣 2 分 / 项，未两人核对扣 2 分	
实施过程	抽吸药液	10	（计时开始） 铺无菌区，按医嘱抽吸药液（不余、不漏、不污染） 排气方法正确（不浪费、不倒流）[3] 再次核对，置无菌盘内备用	 4 4 2	步骤缺一项扣 2 分，方法不对或顺序错误扣 2~4 分，安瓿破碎扣 2 分	
	选静脉	4	至患者处再次核对，取合适体位 选取合适静脉，垫枕，扎止血带	2 2	方法不对扣 1~2 分	
	消毒进针	18	消毒皮肤（范围、方法正确） 备胶布，接头皮针，排气[3] 再次核对 绷紧皮肤，进针手法正确 见回血后松止血带，嘱患者松拳，固定针柄	4 4 2 4 4	步骤缺一项或方法不对扣 1~2 分，退针一次扣 5 分，退针 2 次及以上、穿刺失败扣 10 分	

续表

项目		项目总分	要求	标准分	扣分说明	得分
实施过程	推药观察	6	推注药液，速度合适 观察患者反应	4 2	方法不正确扣1~2分，药液外渗扣10分	
	拔针按压	4	撕固定针柄胶布或贴膜，快速拔针 按压穿刺点正确 (计时结束)	2 2	步骤缺一项扣2分，方法不正确扣1~2分	
实施后处理		6	再次核对，整理床单位 止血带、针管及针头浸泡消毒 洗手，按需记录	2 2 2	缺一项或方法不正确扣2分	
效果评价		14	动作轻稳、准确，操作熟练有序（8分钟内完成）[4] 无菌概念明确、无污染[5]	4 10	污染一次扣3~5分，每超时30秒扣1分	
护患沟通		6	向患者解释正确、语言恰当 指导患者配合，关心患者感受 合理运用非语言沟通技巧	2 2 2	酌情扣分	
理论实践联系		10	回答相关问题正确、全面 正确、灵活处置临床情境变化	6 4	酌情扣分	
总分		100		100		

备注：1. 未核对患者或错误，该项考试判为“不及格”

2. 使用过期物品，该项考试判为“不及格”

3. 未排空气即注射，该项考试判为“不及格”

4. 实施时间可根据药量、药液性质做调整

5. 无菌概念明确，污染一次扣3~5分，严重污染两次判为“不及格”

主考老师签名：________

考核 20
周围静脉输液术操作考试评分标准

年级________　　学号________　　姓名________　　得分________

项目		项目总分	要求	标准分	扣分说明	得分
素质要求		4	服装、鞋帽整洁 仪表大方，举止端庄，态度和蔼	2 2	一项不符扣 1~2 分	
评估准备	评估解释	8	看医嘱或治疗本 双向核对患者床号、姓名、腕带[1] 评估（病情、用药、配合程度） 向患者解释目的及配合事项，询问有无特殊需要	2 2 2 2	少核对一项扣 2 分，未核对、解释扣 2 分	
	环境准备	4	环境整洁，布局合理 清洁操作面和用物	2 2	操作面及用物不整洁扣 2~4 分	
	护士准备	4	洗手、戴口罩、无长指甲 按医嘱准备、检查药物、用物[2]，两人核对医嘱、药液	2 2	用物缺一项扣 2 分，未检查扣 2 分 / 项，未两人核对扣 2 分	
实施过程	加药插管	10	（计时开始） 按医嘱备药液，贴瓶签（倒贴，填写完整），套输液篮 常规消毒瓶盖或袋口 按医嘱加药（抽吸药液方法正确） 插输液导管（插至根部）	 2 2 4 2	步骤缺一项扣 2 分，方法不对或顺序错误扣 1~2 分，加药方法或剂量不当扣 2~5 分	
	挂瓶排气	8	备输液架（悬挂高度适当） 排气（一次成功）[3]	2 6	排气酌情扣 2~6 分	
	消毒进针	20	至患者处再次核对，取合适体位 选取合适静脉，垫枕，扎止血带 正确消毒皮肤 备胶布或贴膜，再次核对，嘱握拳 进针见回血，将针头平行送入血管少许 松拳，松止血带，松调节夹，观察滴入是否通畅，正确固定针头	2 2 5 2 5 4	步骤缺一项、方法不对或顺序错误扣 1~2 分 / 次，退针 1 次扣 5 分，退针 2 次及以上、穿刺失败扣 10 分	

续表

项目		项目总分	要求	标准分	扣分说明	得分
实施过程	调速观察	8	调节滴数[4],记录输液巡视卡 再次核对 询问患者感受,交代注意事项,整理床单位(计时结束)	4 2 2	方法不正确扣1~2分	
实施后处理		6	更换液体及时,方法正确 输液毕,及时正确拔针 正确处理各种用物	2 2 2	方法不正确扣1~2分	
效果评价		12	动作轻巧、稳重,操作熟练有序(12分钟内完成) 严格查对、无菌观念强[5]	4 8	每超时30秒扣1分	
护患沟通		6	向患者解释耐心、语言恰当 指导患者配合,关心患者感受 合理运用非语言沟通技巧	2 2 2	酌情扣分	
理论实践联系		10	回答相关问题正确、全面 正确、灵活处置临床情境变化	6 4	酌情扣分	
总分		100		100		

备注:1. 未核对患者或错误,该项考试判为"不及格"

2. 使用过期物品,该项考试判为"不及格"

3. 未排空气即注射,该项考试判为"不及格"

4. 滴速记录不准,误差≥10滴扣2分,误差≥20滴扣5分,滴速调节不当扣3分

5. 无菌概念明确,污染一次扣3~5分,严重污染两次判为"不及格"

主考老师签名:__________

21 考核21

周围静脉输血术操作考试评分标准

年级________ 学号________ 姓名________ 得分________

项目		项目总分	要求	标准分	扣分说明	得分
素质要求		4	服装、鞋帽整洁 态度和蔼，举止端庄	2 2	一项不符扣1~2分	
取血查对		12	按医嘱正确填写提血单，带齐单据（用血通知单，血型报告单，提血单）至血库提血 检查血制品，与血库人员三查八对[1]，签名 取回血制品，轻取轻放，常温下复温	4 6 2	单据少带一项扣1分，查对少一项扣2分，未签名扣2分，振荡血制品酌情扣2~4分	
实施前准备		4	洗手，戴口罩 备齐用物	2 2	用物缺一项扣1分	
实施过程	评估解释	8	（计时开始） 双向核对患者床号、姓名、腕带[2]，两护士床旁“三查八对” 评估患者病情、合作程度、血管情况，解释输血目的	 4 4	核对缺一项扣2分，解释、评估不到位扣1~2分	
	消毒进针	16	协助患者取合适卧位 选择合适静脉 常规消毒皮肤 输血器连接生理盐水，选用粗针头行静脉穿刺	1 3 2 10	未用生理盐水试穿扣5分，退针1次扣5分，退针2次及以上、穿刺失败、药液外渗扣10分	
	输血观察	14	再次核对 双手转动轻轻摇匀血制品 连接输血器方法正确[3]（不破、不漏） 调节输血滴速合适 告知患者注意事项、观察患者反应	2 2 4 4 2	摇匀血制品手法错误、连接输血器不当、滴速调节不当扣2~4分	
	冲管	6	输血毕换生理盐水冲尽导管中血液 冲管完毕，拔针按压 （计时结束）	4 2	步骤缺一项或方法不当扣1~2分，血液未冲尽扣2~4分	

续表

项目	项目总分	要求	标准分	扣分说明	得分
实施后处理	6	安置舒适体位，整理床单位 正确处理用物 洗手，脱口罩，记录	2 2 2	缺一项或方法不正确扣1~2分	
效果评价	14	动作轻巧稳重，操作熟练有序（15分钟内完成） 严格查对制度，无菌概念明确无污染[4]	4 10	每超时30秒扣1分 其他酌情扣分	
护患沟通	6	向患者解释耐心、语言恰当 指导患者配合，关心患者感受 合理运用非语言沟通技巧	2 2 2	酌情扣分	
理论实践联系	10	回答相关问题正确、全面 正确、灵活处置临床情境变化	6 4	酌情扣分	
总分	100		100		

备注：1. 未查对或查对错误，该项考试判为"不及格"
2. 取回错误的血制品，该项考试判为"不及格"
3. 输血器针头扎破血袋，该项考试判为"不及格"；输血时血液自血袋漏出扣5~10分
4. 无菌概念明确，污染一次扣3~5分，严重污染两次判为"不及格"

主考老师签名：________

考核 22
青霉素皮试操作考试评分标准

年级________ 学号________ 姓名________ 得分________

项目		项目总分	要求	标准分	扣分说明	得分
素质要求		4	服装、鞋帽整洁 仪表大方，举止端庄，态度和蔼	2 2	一项不符扣 1~2 分	
实施准备	评估解释	10	核对医嘱，正确处理医嘱 双向核对患者床号、姓名、腕带[1] 解释目的，详细询问“三史”[2]	2 2 6	核对缺一项扣 2 分，解释、评估不到位扣 1~2 分	
	环境准备	4	环境整洁，布局合理 清洁操作面和用物	2 2	操作面及用物不整洁扣 2~4 分	
	护士准备	6	洗手、戴口罩、无长指甲 用物准备、检查[3]，备急救盒	2 4	用物缺、未检查扣 2 分 / 项，未备急救盒扣 4 分	
实施过程	皮试液配制	16	（计时开始） 铺无菌盘，正确稀释 “三抽两推”，每次混匀[4] 换针头，排气后备用	 4 10 2	药液抽吸剂量不准扣 2~4 分，没有混匀扣 3 分，配制方法不对扣 3~6 分	
	选位消毒	6	正确选择注射部位 酒精消毒	2 4	消毒不当扣 2~4 分	
	绷皮进针	12	再次核对 绷皮，进针（方法正确、角度和深度恰当） 固定，推药（剂量准确，皮丘隆起）	2 5 5	进针过深、皮丘隆起不明显扣 3 分，药液外渗扣 2~4 分	
	拔针观察	6	迅速拔针，不按压 看时间，交代注意事项（不抓挠、不离开），床旁观察 5 分钟 （计时结束）	2 4	拔针后揉压扣 2 分，交代内容缺一项扣 2 分	

续表

项目	项目总分	要求	标准分	扣分说明	得分
实施后处理	6	准确记录皮试时间，签名 按时（20分钟）观察结果并正确记录 正确清理用物	2 2 2	缺一项扣2分	
效果评价	14	动作轻巧稳重，操作熟练有序（15分钟内完成） 严格遵守无菌和注射原则[5]	4 10	每超时30秒扣1分	
护患沟通	6	向患者解释耐心、语言恰当 指导患者配合，关心患者感受 合理运用非语言沟通技巧	2 2 2	酌情扣分	
理论实践联系	10	回答相关问题正确、全面 正确、灵活处置临床情境变化	6 4	酌情扣分	
总分	100		100		

备注：1. 未核对患者或错误，该项考试判为“不及格”

2. 未问“三史”即注射，该项考试判为“不及格”
3. 使用过期物品，该项考试判为“不及格”
4. 皮试液配制“三抽两推”方法、概念不清者，该项考试判为“不及格”
5. 无菌概念明确，污染一次扣3~5分，严重污染两次判为“不及格”

主考老师签名：________

考核 23

心肺复苏术操作考试评分标准

年级________ 学号________ 姓名________ 得分________

项目		项目总分	要求	标准分	扣分说明	得分
素质要求		4	服装、鞋帽整洁 仪表大方，举止端庄	2 2	一项不符扣 1~2 分	
准备		4	备齐用物，检查模型 备纱布	2 2	一项不符扣 1~2 分	
实施过程	判断呼救	10	（计时开始） 及时呼救 评估现场及患者意识正确 触摸颈动脉搏动方法、位置正确	 2 4 4	未判断现场安全及意识或动脉搏动扣 4 分，方法不对扣 2~4 分	
	安置体位	6	安置体位正确 垫按压板 解松患者衣领和裤带	2 2 2	步骤缺一项扣 2 分	
	胸外按压	24	确定按压部位手法正确、按压部位准确 按压手法、姿势正确 按压频率、力度正确，与吹气比 30∶2 反复进行 5 轮 （计时结束）	8 6 6 4	方法或部位不正确、频率过快或过慢扣 2~4 分，吹气和按压少一轮扣 4 分	
	开放气道	10	清除患者口中异物和呕吐物，检查并取下活动义齿 手法开放气道方法正确	4 6	步骤缺一项扣 2 分，开放气道方法不正确扣 2~4 分	
	人工呼吸	12	判断患者呼吸方法正确 吹气方法正确 吹气频率、量、间歇时间正确	2 4 6	方法不正确扣 2 分，频率过快或过慢扣 2~4 分	
实施后处理		4	消毒模型口唇 撤按压板和踏脚凳	2 2	缺一项扣 2 分	
效果评价		16	动作轻巧稳重 操作熟练有序（2 分钟内完成） 开放气道、吹气、按压有效[1]	2 4 10	超时 15 秒扣 1 分	
理论实践联系		10	回答相关问题正确、全面 正确、灵活处置临床情境变化	5 5	酌情扣分	
总分		100		100		

备注：1. 绿灯不亮或红灯亮扣 2 分 / 次，一轮内绿灯不亮或红灯亮 5 次，该次考试判为“不及格”

主考老师签名：________

考核 24

体温单记录操作考试评分标准

年级________ 学号________ 姓名________ 得分________

项目		项目总分	要求	标准分	扣分说明	得分
素质要求		4	服装、鞋帽整洁 仪表大方，举止端庄	2 2	一项不符扣 1~2 分	
实施前准备		4	环境准备 用物准备检查	2 2	用物缺一项或准备不当各扣 1 分	
实施过程	眉栏填写	4	填写准确、项目齐全 字迹清晰、无涂改	2 2	错记或漏记一项扣 1 分，字迹不清酌情扣 1~2 分	
	40~42℃填写	8	内容正确，对应时间准确 字迹清晰、不跨栏、不压线、不涂改	4 4	漏记、时间对应错误一项扣 2 分	
	T、P、R 记录及曲线绘制 [1]	36	体温曲线：符号绘制规范，线直，位置、颜色正确 脉搏曲线：符号绘制规范，线直，位置、颜色正确 体温不升、物理降温、脉搏短绌绘制正确 体温、脉搏相遇绘制正确 呼吸记录正确	10 10 6 4 6	点不圆、× 不正、线不直或错连、时间对应错误一次扣 2 分 绘制方法不当每项扣 3~4 分	
	底栏项目填写	16	大便次数 体重 血压 出入液量（摄入液量、排出液量、尿量） 术后天数 药物过敏史等记录正确	2 2 2 6 2 2	数据计算错误、写法错误或时间对应错误一次扣 2 分	
实施后处理		4	用物归还原位，呈备用状态 纸张叠放整齐	2 2	桌面凌乱或物品未整理扣 1~2 分	
效果评价		14	熟练、整洁、美观、不涂改 [2] 绘制 4 天的测量值，用时 15 分钟	10 4	页面不整洁酌情扣 1~2 分 / 项；每超 30 秒扣 1 分	
理论实践联系		10	回答相关问题正确、全面 正确、灵活处置临床情境变化	6 4	酌情扣分	
总分		100		100		

备注：1. T、P 曲线任一栏目绘制颜色或符号选择错误，该次考核判为“不及格”

2. 页面有 3 处以上（含 3 处）涂改或刮痕，该次考核判为“不及格”

主考老师签名：________

考核 25

出入液量记录操作考试评分标准

年级＿＿＿＿ 学号＿＿＿＿ 姓名＿＿＿＿ 得分＿＿＿＿

项目	项目总分	要求	标准分	扣分说明	得分
素质要求	4	服装、鞋帽整洁 仪表大方，举止端庄	2 2	一项不符扣 1~2 分	
实施前准备	6	环境准备 用物准备检查	2 4	用物缺一项扣 2 分，准备不当扣 1~2 分	
出入液量记录	60	蓝笔填写眉栏项目，清晰完整 入量、出量逐项记录方法正确 正确折算食物含水量 入量、出量合计正确 24 小时总出入液量填写到体温单正确	4 28 10 10 8	错记、漏记一项扣 2 分，记录方法错误扣 5 分 / 处，总量计算错误扣 5 分 / 处	
或特别护理记录	60	蓝笔填写眉栏项目，清晰完整 及时记录病情变化、处理措施及效果，无错记、漏记 日间用蓝钢笔，夜间用红钢笔 每 12 小时、24 小时就患者的总入量、总出量、病情、治疗进行小结	4 36 6 14	错记、漏记一项扣 2 分，记录方法错误扣 5 分 / 处，总量计算错误扣 5 分 / 处	
实施后处理	5	环境、用物整理，及时归位	5	用物凌乱扣 2~5 分	
效果评价	15	字迹工整、无涂改 签名清晰、正确 红蓝笔使用正确	5 5 5		
理论实践联系	10	回答相关问题正确、全面 正确、灵活处置临床情境变化	6 4	酌情扣分	
总分	100		100		

主考老师签名：＿＿＿＿

考核 26
医嘱处理操作考试评分标准

年级________ 学号________ 姓名________ 得分________

项目		项目总分	要求	标准分	扣分说明	得分
素质要求		4	服装、鞋帽整洁 仪表大方，举止端庄	2 2	一项不符扣 1~2 分	
实施前准备		6	环境准备 用物准备检查	2 4	用物缺一项扣 2 分，准备不当扣 1~2 分	
实施过程	查对 1	10	查对床号、姓名 查对医嘱内容的准确、规范[1]	2 8		
	医嘱处理	32	填写眉栏正确、齐全 正确处理临时医嘱 正确处理长期医嘱 正确处理备用医嘱 重整医嘱方法正确 手术、分娩、转科医嘱处理正确 停止医嘱处理正确	2 4 10 4 4 4 4	打钩、签名、签时间一项不规范扣 2 分，转抄医嘱单时间对应不正确一次扣 2 分	
	查对 2	14	查对床号、姓名 查对医嘱内容的准确、规范 查对整个处理过程有无错误 签全名	4 4 4 2	酌情扣分	
实施后处理		4	环境、用物整理，及时归位	4	用物凌乱扣 2~4 分	
效果评价		20	字迹工整、签名清晰，无涂改[2] 红蓝笔使用正确 执行单频次分配合理 打钩方法正确 执行、转抄无漏、无错[3]	2 2 2 4 10	执行单频次分配不合理、打钩方法不正确、红蓝笔使用不当扣 2 分 / 次，页面涂改或刮痕扣 5 分 / 次	
理论实践联系		10	回答相关问题正确、全面 正确、灵活处置临床情境变化	6 4	酌情扣分	
总分		100		100		

备注：1. 未及时发现医嘱错误、机械执行或转抄治疗原则错误的医嘱，该次考试判为“不及格”

2. 页面有 3 处以上（含 3 处）涂改或刮痕，该次考核判为“不及格”

3. 医嘱处理出现错误（漏抄、错抄）该次考试判为“不及格”

主考老师签名：________

考核 27
尸体护理操作考试评分标准

年级________ 学号________ 姓名________ 得分________

项目		项目总分	要求	标准分	扣分说明	得分
素质要求		4	服装、鞋帽整洁 仪表大方，举止端庄，态度严肃	2 2	一项不符扣 1~2 分	
评估准备	评估劝慰	10	评估死者的诊断、死因及时间 评估尸体清洁度，有无伤口、引流管等 评估死者的民族及宗教信仰，家属的合作程度，劝慰家属节哀 向家属解释目的，询问家属有无特殊需要，劝离家属	2 2 3 3	评估不当扣 1~2 分 / 项，未劝慰家属或解释扣 2 分	
	护士准备	8	洗手、戴口罩，必要时穿隔离衣 备齐用物，合理放置 核对死亡通知单、尸体鉴别卡 合理安排环境（关门窗，屏风或床帘遮挡）	2 2 2 2	用物缺或准备不当一项扣 1~2 分	
实施过程		42	（计时开始） 床放平，尸体仰卧，头下垫一枕 撤去治疗用物 脱衣裤方法正确、大单遮盖尸体 处理伤口、引流管、胶布痕迹 梳头、洗脸（装义齿），闭合眼 不脱脂棉花堵塞口、鼻、耳、肛门、阴道等 口不能闭合，用四头带托起下颌 擦净全身（上肢、胸、腹、背、下肢） 换上清洁衣裤 在尸体手腕部系尸体识别卡 包尸单包扎正确，系尸体识别卡，盖上大单 运送尸体正确 （计时结束）	 3 3 4 4 4 4 2 6 2 4 4 2	方法不对或步骤不对一项扣 2~5 分，未填塞各孔道扣 3 分 / 个，未处理伤口、引流管扣 4 分 / 个，尸体卡填写或系卡部位错误扣 4 分 / 项	
实施后处理		8	正确处理床单位和用物 正确清点遗物 洗手、记录	4 2 2	一项不符扣 2~4 分	

续表

项目	项目总分	要求	标准分	扣分说明	得分
效果评价	12	操作程序规范、有序(20分钟内完成) 尸体整洁无渗液、姿势良好[1] 尊重死者,家属得到安慰[2]	4 4 4	一项不符扣2~4分,时间每超过30秒扣1分	
沟通	6	和患者家属沟通耐心、语言恰当 合理运用非语言沟通技巧	3 3	酌情扣分	
理论实践联系	10	回答相关问题正确、全面 正确、灵活处置临床情境变化	6 4	酌情扣分	
总分	100		100		

备注:1. 由于伤口等处理不当、孔道填塞不当造成尸体渗液判为"不及格"
2. 由于固定不当造成尸体搬运时肢体滑落判为"不及格"

主考老师签名:__________

第四部分

PBL 学习

一、学 习 要 求

1. 学员分组　6~8 人为一组，每组选出组长 1 名，书记员 1 名。

2. 学习形式

（1）第 1 次课：小组成员围绕学习案例进行小组讨论，发现学习问题，并分工合作组织课后自学。讨论由组长组织，书记员记录相关讨论内容，每组有 1 名教师指导讨论。

（2）第 2 次课：组员在教员指导下汇报自学内容，讨论解决方案并找出新的学习问题，相互借鉴学习方法，课后继续查找资料自学。

（3）第 3 次课：各组将学习情况在组内进行汇报交流，针对 PBL 情境共同讨论制定护理措施。

二、PBL 学习记录

1. 临床情境

2. 第一次发现学习问题及合作分工情况

3. 第二次补充学习问题及合作分工情况

4. 第三次学习交流记录

5. 你对本次 PBL 教学的看法、建议

三、学 习 案 例

患者赵钢，男，68 岁，退休教师，本科学历，因“冠心病”经门诊由妻女平车推送入院。责任护士王某对其进行了入院护理。护士嘱患者卧床休息，给予患者吸氧治疗。患者既往体健，家中大小事务主要由其做主，住院后生活自理能力下降，依赖性增强，床上使用便盆大小便。患者有高血压病史 5 年，护士遵医嘱给予患者降压药口服，发药时患者已入睡，遂将药物交予家属，嘱患者醒后服用。

入院第 3 天晨，医生接患者前往手术室手术，术后患者安返病房，左手一路液体输入中，给予吸氧。右侧股动脉穿刺处遵医嘱沙袋压迫止血 6 小时；右下肢伸直制动 12 小时，卧床 24 小时。输液结束，护士在为其拔针时，不慎将自己的手指刮伤。

相关资料：患者既往尚体健，未查出其他系统疾病，患者此前对自身疾病了解不多，住院期间多次询问医务人员“我这个病是不是很严重？”“这个病治不好的”。本次患者是首次到该院住院治疗。

第五部分

综合模拟情境学习

一、实 施 方 法

教学前，教师精心设计临床综合模拟情境，同时认真准备和布置学生模拟情境练习的场地和物品，力求模拟情境尽可能地再现真实的临床实际，涵盖前面所学的相关内容并且能隐含解决处理临床情境所相关的背景资料；此外，根据情境，针对性地设计需要学生思考和讨论的问题以及模拟练习的任务。

教学时，根据学生人数分成若干小组，每组人数以 5~8 名为宜。先给学生 15 分钟左右的时间阅读临床综合模拟情境并独自思考相关学习问题，然后在教师的引导下进行情境讨论。讨论后，组织学生在实验室进行模拟情境实践练习，包括情境任务的解决、角色扮演等。

二、临床模拟综合情境学习记录

时间：________　　　　授课教员：________

1. 临床模拟情境描述

2. 主要学习问题

3. 学习结果记录

4. 学习方法反思

第六部分

标准化病人综合技能训练与考核

一、实施方法

课前，教师精心设计标准化病人综合技能训练模拟情境，形成《标准化病人综合技能训练模拟情境案例集》。案例力求尽可能真实地再现临床实践情境，涵盖若干项基础护理技术及相关知识点，并提供相关的背景资料。每个案例包含 3 个版本：学生用案例、教师用案例、标准化病人用案例。学生用案例主要包括临床情境基本资料（一般包含 2~3 个进展情境）、患者基本信息（酌情包括患者病情概况、重要体征及检查结果、治疗现状、个性特征等）、相关背景资料等。教师用案例除了上述信息外，还包括指导学生讨论患者需求、学生需完成的实践任务、学生需复习的相关知识点、引导学生需拓展学习的内容、学习讲评要点等。标准化病人用案例主要包括标准化病人用物准备、场地布置要求、标准化病人扮演要求等，尽量使训练环境与临床实际贴近，让学生有身临其境的感觉。教学前需培训标准化病人。

教学时，根据学生人数分成若干小组，每组人数以 5~8 名为宜，每个小组配备 1 名指导教师。先给学生 5 分钟左右的时间阅读学生用基本案例，在教师的指导下讨论患者目前处于什么情况、有哪些护理需要、护士可运用何种技术提供帮助等问题，并合作完成小组提出的技术操作项目。此间，教师酌情引导学生讨论相关知识运用、技能应用、后续拓展学习等，并在征求标准化病人反馈意见后对总体教学予以点评。课后学生需完成学习记录。

标准化病人综合技能训练教学结束后，教师在此基础上修订、补充《综合技能考核模拟情境案例集》。根据不同的考核项目设计临床综合情境，每个情境包含 2~3 项考核技术。每个考核案例同样含 3 个版本，其中教师用案例增加技能考核评分标准。标准化病人用案例增加标准化病人对学生的考核评价标准。

考核时，每组学生随机抽取考核案例后，按照训练时的要求在 5 分钟内完成案例讨论。监考教师根据学生讨论情况，将考核任务随机分配给学生，完成小组提出的技术操作项目。最后教师对各位学生的小组合作情况、单项技术考核情况、护患沟通交流、满足患者需要、实际情境处理等方面进行综合评分，同时标准化病人根据其感受体验对每位考核学生进行评分。每名学生最终成绩分为两部分：个人得分占 60%，小组得分占 40%。其中个人得分成绩亦分为两部分：教师评价得分占 90%，标准化病人评价得分占 10%。

二、标准化病人综合技能训练学习记录

1. 临床情境

2. 小组分工及合作情况

3. 个人在小组合作中表现

4. 还有哪些需要改进的地方

5. 你对本次标准化病人综合技能训练教学的感受、看法、建议

三、训练与考核学生用基本案例

患者李某，女，50岁，身高156cm，体重65kg，胃大部切除术术后第三天，生命体征平稳，无明显不适主诉，右侧腹腔引流管尚未拔除，左手有一路液体滴入中。患者无家属陪护。

情境讨论：上午8:00，护士早晨查房时发现患者衣服汗湿，床单和被套有多处污湿，患者体虚无力，护士应该如何处理？

进展情境：上午10:00，患者需要至B超室做检查，应该如何将患者转运至B超室？此时如何处理床单位？

进展情境：中午11:30，护士给患者发药，发现患者做B超检查尚未回病房，护士应如何处理？

第七部分

阶段医院学习

一、临床学习总目标

通过临床学习，使学生熟悉病区环境，了解基本护理理论的运用，见习和实践所学的护理基本技能。同时，学生在临床实践过程中体验护士职业角色，学会和患者沟通，学习病情观察技能，并做到移情思考、主动关心患者、培养爱伤观念。

二、临床学习实施方法

集中临床学习在第四学期课程教学的最后阶段，集中2周，共80学时，以小组教学形式，每组4~6名学员，分别到临床教学基地的相关临床科室进行2周的全程学习，由课程组授课教员与临床兼职教员同时负责带教，结合临床实践，运用护理评判性思维和临床决策方法等进行专题式教学、临床病例讨论学习、护患沟通练习、护理基本技术操作练习等。

三、临床学习内容及具体目标

内容	要求
1. 病区环境与规则；护士角色与职责	熟悉病区环境，能向患者介绍病区环境和规则；明确护士工作职责；熟悉各班护士工作职责
2. 护患沟通和护患关系	理解良好护患关系的意义；能较熟练地和患者沟通，能和患者建立良好的护患关系，患者评价较好
3. 临床观察能力	能在教员指导下初步学习临床护理观察的方法和意义，能养成主动观察病情的习惯
4. 基本护理理论运用	能结合患者病情，在工作中运用系统理论、需要理论、适应理论、自护理论、生长发展理论等
5. 整体护理和护理程序	能理解整体护理的内涵和临床应用，能运用整体护理原则、护理程序的方法来分析、解决患者的护理问题，能正确书写护理病历（每人至少独立完成1份）
6. 护理临床思维和决策、伦理与方法	能熟悉护士临床思维和决策的基本方法；能对临床护理中的涉法和伦理问题进行初步思考和分析
7. 医用品的消毒、清洁、灭菌的基本方法与保管原则	熟悉所在病区的医用品消毒管理的相关要求，能遵循无菌原则、熟练进行无菌技术操作；能做好职业接触的防护工作
8. 床单位准备与整理（备用床、暂空床、麻醉床、卧有患者床更单法、扫床法）	能熟练掌握病区环境下的各种床单位的准备与整理，保持所负责的病室的整洁（每人负责2~3张病床）
9. 患者入出院护理	能独立完成患者的出入院护理（每人至少完成2~3人次）
10. 饮食护理、出入液量记录	协助患者进食，正确处理相关的医疗护理文书（如出入液量记录，至少独立完成1次），能正确进行相关的饮食健康教育
11. 晨晚间护理	能根据患者病情判断患者的清洁卫生需要，学会完成危重患者的晨晚间护理、口腔护理、皮肤护理、头发护理，患者感到安全舒适（每人至少独立完成1~2次）
12. 生命体征的观察与测量	能对所负责的患者进行体温、脉搏、呼吸、血压的观察、测量及记录，做到方法正确，测量结果与记录准确
13. 呼吸道护理技术	在教员指导下见习、实习排痰术、吸痰术、氧气吸入术、雾化、蒸汽吸入术

续表

内容	要求
14. 口服给药法	在教员指导下见习、实习口服给药法，体会反思保证准确无误给药的护理措施
15. 药液抽吸法和各种常用注射术	在教员指导下见习、实习各种常用注射术，体会和反思各种注射术（皮内、皮下、肌内、静脉、动脉）、血标本采集、药物过敏试验、皮试液配制的应用目的、技术要点和注意事项
16. 静脉输血术	在教员指导下见习静脉输血术，用比较的方法反思与静脉输液的异同点
17. 静脉输液术、静脉留置的护理	在教员指导下见习、实习静脉输液术、各种静脉留置术的护理
18. 排尿异常及护理	在教员指导下，学会观察患者的排尿异常，见习、实习相关的护理措施（导尿术、留置导尿、膀胱冲洗和尿标本采集法），对照书本知识，总结排尿护理的护理要点
19. 排便异常及护理	在教员指导下，学会观察患者的排便异常，见习、实习相关的护理措施（各种灌肠术、粪标本采集术），总结排便护理的护理要点
20. 抢救配合、插胃管及洗胃术，临终关怀、尸体护理	在教员指导下，见习危重患者、临终患者的观察与护理措施（鼻饲术），见习尸体护理
21. 医嘱处理、护理文件记录（病情报告、特护记录单）	在教员指导下，见习各种医嘱的处理方法和各种护理文件记录方法

总体要求：

1. 学会与患者沟通，会初步应用护理程序的工作模式，在操作中体现爱伤观念，会主动关心患者，患者感到安全、舒适

2. 完成相关临床学习记录

四、临床学习记录与评价

1. 学生记录和评价表

临床学习学生记录表

日期	学习内容（记录患者床号、姓名、学习内容）	自我评价和改进计划	教员签字
		评价：	
		计划：	

2. 教员记录和评价表

临床学习教师记录表

日期	学习内容 （记录学员姓名、主要学习内容）	评析和改进计划
		评析：
		计划：

五、临床学习反思记录

1. 临床情境描述（当时的情况是……）

2. 背景和环境（涉及人员及环境的具体情况……）

3. 反思（问题出在哪里……）

4. 建议（我认为怎样处理更合适……）

5. 学习收获（通过这件事情，我学习到了……/ 给我的启示是……）

6. 进一步学习需求（通过这件事情，我还需学习……）

附　录

附录 1

常见护理学基础作业单及文件记录空白单

体 温 单

姓名　　年龄　　性别　　科别　　床号　　入院日期　　住院病历号

日　期	
住院天数	
手术后天数	
时　间	

脉搏 (次/分)	体温 (℃)
180	42
160	41
140	40
120	39
100	38
80	87
60	36
40	35

呼吸 (次/分)	
血压 (mmHg)	

入量 (ml)							
出量 (ml)							
大便 (次/日)							
体重 (kg)							
身高 (cm)							

第　　　　页

长期医嘱单

姓名__________ 科别 / 病区__________ 床号__________ ID 号__________ 住院号__________

开始					停止			
日期	时间	医嘱	医师签名	护士签名	日期	时间	医师签名	护士签名

第　　页

临时医嘱单

姓名_________ 科别 / 病区_________ 床号_________ ID 号_________ 住院号_________

日期	时间	医嘱	医师签名	执行护士签名	执行时间

第 页

服　药　单

日期：　　　　　　　　　　　　　　　　　　　　　　　　　　第　　页 共　　页

床号	姓名	起始时间	医嘱内容	执行时间	频次	签名

第　　页

治 疗 单

日期：　　　　　　　　　　　　　　　　　　　　第　　页共　　页

床号	姓名	起始时间	治疗项目	执行时间	频次	签名

第　　页

注 射 单

日期：　　　　　　　　　　　　　　　　　　　　第　　页共　　页

床号	姓名	起始时间	医嘱内容	执行时间	频次	签名

第　　页

输 液 单

日期：　　　　　　　　　　　　　　　　　　　　　　　　　第　　页共　　页

床号	姓名	起始时间	医嘱内容	执行时间	频次	签名

第　　页

特别护理记录单

科别________ 姓名________ 年龄________ 性别________ 床号________ ID 号________ 住院号________ 入院日期________ 诊断________

日期	时间	意识	体温	脉搏	呼吸	血压	血氧饱和度	吸氧	入量		出量		皮肤情况	管路护理	病情观察及措施	护士签名
			℃	次 / 分	次 / 分	mmHg	%	L/min	名称	ml	名称	ml				

第　　页

出入液量记录单

姓名________ 科别 / 病区________ 床号________ ID 号________ 住院号________

日期	时间	入量		出量		签名
		项目	量(ml)	项目	量(ml)	

第　页

病室交班报告

病区______ ______年______月______日　　　　第______页

患者总报告 / 病情 / 床号姓名诊断	上午八时至下午五时 患者总数　　人	下午五时至午夜十二时 患者总数　　人	午夜十二时至上午八时 患者总数　　人
	入院　出院　转出	入院　出院　转出	入院　出院　转出
	转入　手术　分娩	转入　手术　分娩	转入　手术　分娩
	出生　病危　死亡	出生　病危　死亡	出生　病危　死亡
	护士签名______	护士签名______	护士签名______

第　页

一般护理记录单

科别________ 姓名________ 年龄________ 性别________ 床号________ ID 号________ 住院号________ 入院日期________ 诊断________

时间		体温	脉搏	呼吸	血压	饮食	管路			引流液		病情观察及措施	签名
日期	时间	℃	次 / 分	次 / 分	mmHg		类型	长度	通畅	颜色	量		

危重护理记录单

科别________ 姓名________ 年龄________ 性别________ 床号________ ID 号________ 住院号________ 入院日期________ 诊断________

时间		体温	脉搏	呼吸	血压	心率	血氧	意识	体位	饮食	管路				摄入			排出			病情观察及措施	签名
日期	时间	℃	次/分	次/分	mmHg	次/分					类型	长度	通畅	颜色	名称	途径	量 ml	名称	途径	量 ml		

第 页

附录 2
练习题参考答案

实习 1　护理学发展史

1. 护理是通过诊断和处理人类的反应来保护、促进、优化健康和能力，预防疾病和损伤，减轻痛苦，并为受照护的个体、家庭、社区及特定人群代言（美国护士学会 ANA）。

2. C　　3. A　　4. E　　5. B　　6. C
7. ABCE

实习 2　健康、疾病和保健

1. 健康不仅是没有疾病，而且包括躯体健康、心理健康、社会适应良好和道德健康（WHO）。

疾病是机体在内外因素作用下而引起的一定部位的结构形态、代谢和功能的变化，表现为损伤和抗损伤的整体病理过程，是机体内外环境动态平衡状态的破坏或机体偏离正常状态的过程。

疾病预防又称健康保护，是指采取特定行为避免健康受到现存或潜在威胁的过程，包括减少或阻止特定或可预料的健康问题的行为如戒烟、免疫接种等，以及保护现有健康状态的行为如定期健康检查、室内空气有害物质监测。

健康促进是促使人们维护和改善其自身健康的过程（WHO）。

健康教育是指有计划、有组织、系统地向服务对象提供健康信息，并指导其自觉采纳有益于健康的行为和方式的活动过程。

2. D　　3. C　　4. A　　5. ABCDE　　6. ACD

实习 3　卫生保健服务体系

1. E　　2. D　　3. C　　4. D　　5. ABD
6. 定数量品种、定点安置、定人保管、定期消毒灭菌和定期检查维修

实习 4　护士素质与职业行为规范

1. E　　2. B　　3. D　　4. B　　5. E
6. D　　7. ACDE　　8. ABCDE
9. 说话轻，走路轻，关门轻，操作轻

实习 5　护理实践中的伦理与法律

1. D　　2. E　　3. B　　4. D　　5. A

6. ABCDE

7. 护理差错是指在护理工作中因责任心不强，粗心大意，不按规章制度办事或技术水平低而对患者产生直接或间接影响，但未造成严重不良后果的过失行为，称为护理差错。

知情同意是指患者或家属在获得足够的信息包括病情、诊疗过程、预后等，并完全理解的情况下，自愿地同意或接受某些诊疗和护理措施。

医疗事故指医疗机构及其医务人员在医疗活动中，违反医疗卫生管理法律、行政法规、部门规章和诊疗护理规范、常规，过失造成患者人身损害的事故。

实习 6　系统理论和需要理论

1. B　　2. D　　3. B　　4. C　　5. ABCD

实习 7　奥瑞姆自护理论和纽曼系统模式

1. C　　2. A　　3. D　　4. A　　5. C

6. ABE　　7. DE

8. 南丁格尔

实习 8　护 患 沟 通

1. E　　2. E　　3. AD　　4. B　　5. B

6. ACD　　7. ABCE　　8. ACD

实习 9　评判性思维和护理临床决策

1. C　　2. E　　3. D　　4. B　　5. ABCDE

实习 10　护 理 程 序

1. B　　2. B　　3. C　　4. E　　5. C

6. D　　7. D　　8. D　　9. D

10. 评估　诊断　计划　实施　评价

11. 问题　病因　症状　PES

实习 11　护 理 安 全

1. A　　2. B　　3. B　　4. E　　5. BCDE

6. 物理性　化学性　生物性　心理性　医源性

7. 机械性损伤　温度性损伤　锐器伤　辐射性损伤　噪声

实习 12　循证护理

1. B　　2. D　　3. ADE

4. 循证护理是指护士在计划护理活动过程中，审慎地、明确地、明智地将科研结论与其临床经验以及患者愿望相结合，获取证据，并作为临床护理决策的依据的过程。

5. 循证护理实践的步骤包括：①证据综合；②证据传播；③证据应用

实习 13　无菌技术

1. E　　2. E　　3. E　　4. C　　5. E
6. ABCDE　　7. ABDE
8.（1）A　（2）C　（3）C　（4）C　（5）A　（6）D　（7）E

实习 14　隔离技术

1. B　　2. D　　3. E　　4. ABCD　　5. ABCD
6. ABDE

实习 15　铺床术

1. E　　2. D　　3. A　　4. A　　5. B
6. C　　7. C　　8. A　　9. BD　　10. BCD

实习 16　卧位安置和变换卧位术

1. C　　2. C　　3. B　　4. C　　5. B
6. B　　7. B　　8. ABCD　　9. ABD　　10. ABCD

实习 17　卧有患者床更单术

1. D　　2. ABCDE　　3. ABCE　　4. BDE

实习 18　护送患者技术

1. A　　2. E　　3. B　　4. C　　5. D
6. CDE　　7. ABDE　　8. BDE

实习 19　保护具应用

1. D　　2. A　　3. D　　4. ABDE

实习 20　床上洗头术

1. B　　2. E　　3. B　　4. C　　5. ABE

实习 21　床上擦浴术

1. C　　2. C　　3. C　　4. ABE　　5. ACDE

实习 22　口腔护理术

1. D　　2. C　　3. E　　4. D　　5. B

实习 23　背部皮肤护理术

1. B　　2. D　　3. A　　4. C　　5. ABDE
6. ABDE

实习 24　生命体征测量术

1. B　　2. A　　3. B　　4. E　　5. C
6. D　　7. D　　8. AB　　9. AE　　10. CE

实习 25　鼻导管吸氧术

1. D　　2. C　　3. C　　4. E　　5. C
6. E　　7. A　　8. D　　9. D　　10. A

实习 26　雾化吸入术

1. B　　2. D　　3. A　　4. D　　5. B
6. C　　7. D　　8. C　　9. C　　10. D

实习 27　吸　痰　术

1. B　　2. C　　3. D　　4. AD　　5. ABD
6. AD　　7. ABDE　　8. C

实习 28　鼻　饲　术

1. A　　2. D　　3. C　　4. E　　5. D
6. A　　7. E　　8. B　　9. ADE

实习 29　灌　肠　术

1. B	2. C	3. D	4. D	5. A
6. C	7. A	8. B	9. ADE	10. AE

实习 30　导尿术与留置导尿术

1. A	2. D	3. B	4. D	5. C
6. A	7. B	8. D	9. A	10. E

实习 31　口服给药术

1. A	2. B	3. C	4. D	5. A
6. C	7. BD			

实习 32　药液抽吸术

1. D	2. A	3. B	4. ACD	5. ABCD

实习 33　皮下注射术

1. E	2. C	3. D	4. B	5. A

实习 34　皮内注射术

1. C	2. A	3. D	4. BE

实习 35　肌内注射术

1. A	2. C	3. E	4. ACD	5. AD

实习 36　静脉注射术

1. A	2. D	3. A	4. ACDE	5. ABCD
6. ACDE				

实习 37　药物过敏试验

1. A	2. B	3. B	4. C	5. BC
6. ACD	7. ABCD			

实习 38　周围静脉输液术

1. D　2. B　3. A　4. E　5. A
6. C　7. B　8. E　9. D　10. ABDE
11. ACDE

实习 39　静脉留置针输液术

1. B　2. E　3. D　4. E　5. A
6. C　7. ABCDE

实习 40　周围静脉输血术

1. B　2. A　3. C　4. E　5. C
6. B　7. ACDE　8. ACE

实习 41　心肺复苏术

1. E　2. D　3. AD　4. ABCD　5. AC

实习 42　洗　胃　术

1. B　2. A　3. D　4. AB　5. ABCE

实习 43　体温单记录

1. D　2. A　3. A　4. BD　5. ABCD

实习 44　医 嘱 处 理

1. D　2. C　3. D　4. D　5. E
6. ABD　7. DE　8. ABD

实习 45　出入液量和特别护理单记录

1. B　2. C　3. E　4. ABCE　5. ABD
6. BDE

实习 46　病区交班报告书写

1. E　2. D　3. ABDE　4. BCDE

实习47 尸体护理

1. B	2. E	3. E	4. A	5. E
6. B	7. C	8. ABCD	9. ABC	

参考文献

[1] 姜安丽. 新编护理学基础 .2 版 . 北京:人民卫生出版社,2012.

[2] 姜安丽. 新编护理学基础 . 北京:人民卫生出版社,2006.

[3] 姜安丽. 护理理论 . 北京:人民卫生出版社,2009.

[4] 姜安丽 .Fundamentals of Nursing 护理学基础 . 北京:人民卫生出版社,2005.

[5] 李小妹. 护理学导论 . 北京:人民卫生出版社,2012.

[6] 钱晓路. 护理学基础 . 上海:复旦大学出版社,2011.

[7] 尚少梅. 护理学基础 . 北京:北京大学医学出版社,2008.

[8] 李小寒,尚少梅. 基础护理学 . 北京:人民卫生出版社,2012.

[9] 李晓松. 基础护理技术 . 北京:人民卫生出版社,2011.

[10] 刘喜文. 护理学导论要点提示与习题 . 北京:人民军医出版社,2007.

[11] 中华人民共和国国家卫生和计划生育委员会 . 医院病区感染管理规范,2016.

[12] 薛广波. 医院消毒技术规范 .2 版 . 北京:中国标准出版社,2017.

[13] 左月燃. 护理安全 . 北京:人民卫生出版社,2009:1-65,99-156.

[14] 赵慧华,徐筱萍. 临床护士职业防护 .2 版 . 上海:上海科学技术出版社,2018.

[15] 赵玲,陈海英. 临终关怀 . 北京:中国社会出版社,2008.

[16] 赵立民,张萍萍. 护理学基础技能指导与考评 . 上海:第二军医大学出版社,2008.

[17] 中华人民共和国卫生部,中国人民解放军总后勤部卫生部 . 临床护理实践指南 . 北京:人民军医出版社,2011.

[18] 美国心脏协会 .2015 美国心脏协会心肺复苏及心血管理急救指南,2015.

[19] 中华人民共和国卫生部 . 关于印发《临床护理实践指南(2011 版)》的通知 .http://www.moh.gov.cn/publicfiles/business/htmlfiles/mohyzs/s3592/201106/52158.htm,2011

[20] 中华人民共和国卫生部 . 卫生部关于印发《综合医院分级护理指导原则(试行)》的通知 .http://www.moh.gov.cn/publicfiles/business/htmlfiles/mohyzs/s3594/2009 05/40929.htm,2009-05-31.

[21] 中华人民共和国卫生部 . 卫生部办公厅关于在医疗机构推行表格式护理文书的通知 .http://www.moh.gov.cn/publicfiles/business/htmlfiles/mohyzs/s7659/201008/48325.htm,2010-08-02

[22] 中华人民共和国卫生部 . 卫生部关于印发《病历书写基本规范》的通知 .http://www.moh.gov.cn/publicfiles/business/htmlfiles/mohyzs/s3585/201002/45871.htm,2010-02-04.

[23] 吴玲、洪芳芳. 人际沟通与护理礼仪 . 南京:江苏凤凰科学技术出版社,2014.

[24] 姜小鹰. 护理学综合实验 . 北京:人民卫生出版社,2012.

53检